ÉTUDE

SUR

LES EAUX MINÉRALES

EN SERBIE

PAR

Le Docteur Th. MIRKOVITCH

ANCIEN EXTERNE DES HOPITAUX DE PARIS

—◦◦◦—

PARIS

G. STEINHEIL, ÉDITEUR

2, rue Casimir-Delavigne, 2

—

1892

ÉTUDE

SUR

LES EAUX MINÉRALES EN SERBIE

ÉTUDE

SUR

LES EAUX MINÉRALES

EN SERBIE

PAR

Le Docteur Th. MIRKOVITCH

ANCIEN EXTERNE DES HOPITAUX DE PARIS

PARIS

G. STEINHEIL, ÉDITEUR

2, rue Casimir-Delavigne, 2

1892

AVANT-PROPOS

———

La question des eaux minérales en général, a été
étudiée depuis fort longtemps. Hippocrate en parle déjà
et depuis, les auteurs les plus divers s'en sont occupés.
Nous n'avons pas la prétention de soulever ici de nou-
veaux problèmes, ni de résoudre quelque difficulté —
notre tâche sera plus modeste. —

Dans la presqu'île balkanique se trouve un petit pays
très riche en eaux minérales. C'est la Serbie, notre
Patrie. Nous avons pensé qu'un travail sur les eaux
minérales serbes, ne serait peut-être pas dépourvu d'intérêt pour les savants de France. De plus nous avons
espéré rendre ainsi à notre pays un service modeste, il
est vrai, mais réel.

Notre thèse est divisée en deux parties : la première
où il est parlé des eaux en général, ne nous sert pour
ainsi dire que d'introduction ; la seconde où nous abor-
dons l'étude des eaux minérales serbes. Dans cette
deuxième partie nous avons crû devoir créer deux
subdivisions : une dans laquelle nous étudions les
questions générales se rapportant aux eaux minérales
de notre pays, l'autre dans laquelle nous essayons d'étu-

dier plus ou moins complètement chaque station en particulier.

Notre sujet nous a paru d'autant plus intéressant que presque jamais encore, soit chez nous, soit à l'étranger, une étude sur les eaux de Serbie n'avait été traitée. Une seule source a été étudiée complètement par le Dr Matchaï et M. le Dr Laza Ilitch, c'est celle de Brestowatz.

Nous citerons pour mémoire aussi les travaux de Lindermaïer en 1856, et ceux du baron de Herder en 1834.

On comprendra aisément, qu'en l'absence de travaux où nous aurions pu puiser quelques renseignements, nous nous sommes souvent trouvé aux prises avec des difficultés presque insurmontables.

L'an dernier, nous avons passé quatre mois aux stations dont il est question dans notre thèse, étudiant ces sources sur place.

De nombreux renseignements nous ont été fournis par des rapports officiels du ministère de l'Intérieur.

A notre grand regret, il nous a été impossible d'user de la méthode préconisée en France par M. Robin et Hayem professeur à la Faculté de médecine. Cette méthode connue déjà en Allemagne depuis quelques années, consiste en ceci : on analyse l'urine et le suc gastrique (au moins pour les eaux bicarbonatées et ferrugineuses) avant, pendant et après le traitement. Par ces diverses analyses on peut se rendre compte des effets produits sur l'organisme.

Il nous a cependant été possible de combler, en partie

du moins, cette lacune ; le ministère de l'Intérieur, en effet, a bien voulu envoyer une petite quantité d'eau minérale (de Vrntzi et de Kowiliatcha, sources ferrugineuses) pour être étudiée dans le service de notre maître M. Albert Robin ; là, nous avons pu suivre la méthode indiquée ci-dessus.

Dans ce service, nous avons appris à faire l'analyse du suc gastrique et de l'urine, et dorénavant nous ne serons plus gênés par les difficultés qui, l'an dernier encore, étaient pour nous considérables.

Nous croyons de notre devoir, en terminant nos études médicales, de remercier tous nos maîtres de l'École et des Hôpitaux pour le dévouement avec lequel ils nous ont initié aux principes de la médecine.

Nous remercions en premier lieu, M. Léon Le Fort, professeur de clinique à la Pitié, dont l'enseignement chirurgical nous a été si utile. Nous lui serons toujours reconnaissant de la bonté qu'il nous a témoignée.

Qu'il nous soit aussi permis de remercier notre second maître M. Albert Robin, auquel nous devons les notions de chimie biologique et de thérapeutique, que nous possédons.

Nous le remercions aussi des conseils si utiles qu'il a bien voulu nous donner, et dont nous avons fait profiter notre thèse. Nous n'avons qu'un regret, c'est de n'avoir pas eu plus de temps pour multiplier les expériences qu'il nous avait autorisé à faire dans son service.

Nous ne pouvons oublier ni notre ami le Dr Lejars

récemment nommé agrégé à la Faculté ; ni M. Vesignié pharmacien et chef du laboratoire chimico-biologique de M. Albert Robin. Ce dernier surtout nous a été très utile dans les analyses du suc gastrique et de l'urine des malades soumis au traitement par les eaux serbes.

Nous remercions nos collègues et maîtres de Serbie M. le Dr Laza Ilitch vice-président de la Skoupchtina et médecin de la station des Bains de Brestowatz, M. Gavrilovitch, médecin de la Soko-Bagna, Dr Topalovitch aux Bains de Wragna, Dr Doïtch à Vrntzi, Dr Gavritch aux Bains de Ribari et Dr Koujel, médecin du département de Roudnik, pour le bienveillant concours qu'ils nous ont prêté pendant notre séjour dans les stations étudiées.

Le Ministère de l'intérieur, dont nous sommes boursier, a aussi droit à notre reconnaissance, pour les facilités de voyage qu'il nous a accordées et la liberté très grande avec laquelle il nous a permis de consulter ses archives. Que nos anciens maîtres à la Faculté des sciences à Belgrade, MM. Kleritch, Lozanitch et Alkovitch nous permettent de les remercier de la haute bienveillance qu'ils nous ont sans cesse témoignée.

Enfin en terminant, que M. le professeur Potain qui a bien voulu accepter la présidence de notre thèse, nous permette de lui offrir ici toute notre reconnaissance.

PREMIÈRE PARTIE

Les eaux minérales en général.

Avant de nous livrer à l'étude du sujet que nous avons choisi
comme objet de notre thèse, nous pensons qu'il est absolument
nécessaire pour la clarté de notre travail de nous livrer à quelques
considérations d'ensemble sur les eaux minérales en général.

Loin de nous est l'idée d'entrer dans les détails. Bien au contraire,
nous serons aussi court que possible.

Cependant le lecteur qui nous fera l'honneur de nous lire a incontestablement le droit de nous demander ce que nous entendons
sous la dénomination d'eau minérale. Il a aussi le droit d'être ren-
seigné sur leur origine, leurs propriétés physiques et chimiques,
leur application dans l'art de guérir, sur les effets physiologiques
et thérapeutiques qu'elles produisent sur un organisme sain ou
malade.

1° Définition. — Il n'est point de définition qui ne soit vicieuse;
ceci étant vrai presque toujours, l'est d'autant plus quand il s'agit
des eaux minérales. Personne n'est arrivé jusqu'à présent à donner
une définition satisfaisante sur les eaux minérales. Nous ne pré-
tendons pas non plus pouvoir faire mieux que les autres. Si on
cherchait à baser la définition sur un seul caractère, on ne réussi-
rait jamais parce qu'il n'en est pas un seul qui puisse être suffisant.
Ni constitution chimique, ni thermalité, ni origine, ni effets physiologiques ni thérapeutiques, pris chacun à part, ne forment un
caractère n'appartenant qu'à l'eau minérale uniquement. Mais pris
tous ensemble, ils sont suffisants pour caractériser assez nettement une eau minérale. Par conséquent, nous dirons : Toute eau
souterraine reparue à la surface de la terre, possédant un certain

degré de thermalité, une minéralisation naturelle et surtout des effets *physiologiques et thérapeutiques* est une *eau minérale.*

2° Origine des eaux minérales. — La formation des sources minérales ne diffère que par quelques points de celle d'une source d'eau douce. C'est la géologie qui nous enseigne comment une source se forme. Une certaine partie d'eau pluviale atteint une profondeur plus ou moins grande de l'écorce terrestre par deux voies : 1° en pénétrant directement par les failles, les crevasses et les plans de stratification des rochers ; 2ᶜ par le mécanisme de la capillarité.

Dans leur parcours à travers les couches de l'écorce terrestre, elles se chargent de principes minéraux d'où leur composition chimique. Il est vrai que l'eau pluviale elle-même contient déjà une certaine quantité (minime), de matières inorganiques ou organiques enlevées à l'atmosphère et de gaz constituants de l'air : l'oxygène, l'azote et l'acide carbonique.

Sans vouloir entrer dans le mécanisme suivant lequel s'accomplit cette minéralisation des eaux, nous ne dirons que ceci : L'action dissolvante de l'eau est infiniment plus grande que d'ordinaire, en raison de sa propre composition, de la présence de l'acide carbonique, de la température plus ou moins élevée et surtout de la pression à laquelle est soumise l'eau. La puissance dissolvante d'une pareille eau est telle que MM. Égasse et Guyenot ont pu dire avec raison : « Il n'est guère de composé minéral qui ne puisse se dissoudre dans les eaux souterraines sous les influences multiples de l'eau, de l'acide carbonique, de l'oxygène, de la température et parfois de la pression que ces eaux ont supportées ». Même les roches silicatées et de basaltes ne sont pas inattaquables.

3° Composition chimique des eaux. — La composition chimique varie nécessairement d'après ce que nous venons de dire avec la profondeur, la température et la longueur du chemin parcouru. Mais elle change aussi, quoique peut-être dans de petites proportions, aussitôt que l'eau effleure la surface. D'ailleurs, tous les gaz devenant libres, s'évaporent, surtout l'acide carbonique, l'oxygène, l'azote et l'hydrogène sulfuré. Comme conséquence de ce fait, il résulte qu'aussi un grand nombre de composés, qui, grâce aux gaz et à la haute pression, étaient jusque-là à l'état soluble, passent à l'état de composés fixes qui se précipitent.

Qu'est-ce qu'on rencontre dans une eau minérale ?
Une eau minérale renferme des corps de trois ordres :
a) Des matières organiques ;
b) Des matières minérales ;
c) Des gaz.
Chacun de ces trois groupes est d'une certaine importance dans la composition d'une eau, mais il est presque de règle qu'une eau minérale reçoit son nom et ses indications thérapeutiques suivant les matières minérales.

a) Parmi les gaz, on trouve : l'acide carbonique, l'hydrogène sulfuré, l'azote, l'oxygène, etc.

b) Quant aux matières organiques, elles se rencontrent dans toutes les eaux minérales ; mais ce n'est que dans la classe des sulfurées, qu'elles atteignent leur plus grande importance. En effet les sulfurées contiennent non seulement des débris de plantes, mais même des plantes vivantes ainsi qu'un grand nombre d'êtres organisés.

MM. Égasse et Guyenot, dans leur bel ouvrage : *Eaux minérales de France et d'Algérie* (p. 25, 26 et 27), étudient cette question avec beaucoup de détails. Nous ne ferons que leur emprunter quelques lignes. Ils décrivent ainsi :

1° La *glairine* (qui a reçu bien d'autres noms) : matière amorphe, floconneuse, glaireuse. Elle se rencontre rarement dans l'eau de 70°c. On l'a comparée à du mucilage, du frai de grenouille. « Il y a de nombreuses variétés suivant la température de l'eau : floconneuse dans les sources froides ; muqueuse, membraneuse, compacte, stalactiforme dans les sources chaudes. Elle est généralement presque incolore, blanchâtre, parfois colorée en jaune ou rouge, en brun ou en vert, soit parce qu'elle est altérée, soit parce qu'elle renferme des plantes qui lui donnent ces teintes. L'odeur est le plus souvent infecte. »

Beaucoup d'observateurs ont pensé que cette matière provient de la destruction des plantes qui se trouvent dans les eaux sulfureuses ou bien qu'elle est un produit d'excrétion de ces plantes. Fontan lui a donné le nom de sulfuraire.

2° *Sulfuraire*. — Elle se présente sous formes de filaments très grêles, de longueur très variable, lisses ou disposés en épis, en houppes, en crinières, parfois radiées à partir d'un support commun, d'une sorte de noyau de consistance mucilagineuse ou gélatineuse sur lequel sont portés ces filaments. Ce sont des tubes à parois minces, à cavités remplies de globules de soufre. Au-dessus de 70° c. elle disparaît ordinairement et il se forme un dépôt de soufre.

La sulfuraire est blanchâtre et presque transparente. Altérée, elle se colore en brun.

C'est, au point de vue botanique, une colonie d'un cryptogame cellulaire.

On a rencontré encore : 3) Beggatoia nivea.

4) — alba.
5) — leptiformis.
6) — arachnoïdes.

Parmi les êtres organisés, les eaux sulfureuses contiennent : des crustacés, tels que Cypris, des vers tels que les anguillules : Phanoglenee, Onchlaimus, des Monas, des Leucophra, des Algues néodiatomées, comme des Clastéries, des Navicules, des Eunotia frustulia, des Oscillatoires, des Hygrocrocis, Fischeria, Mougeotia, Ulothrix, Anabaina et Protococcus. Suivant M. Louis Olivier, docteur èssciences, ces matières exercent l'action suivante sur les eaux : « Ces plantes décomposent les sulfates dissous dans l'eau et s'emparent du soufre. Celui-ci disparaît ensuite de leurs cellules sous forme de sulfocyanate d'ammoniaque et d'hydrogène sulfuré. Ce gaz en se décomposant au contact de l'air donne du soufre qui se précipite. »

c.) Il est évident d'après ce que nous avons dit sur le mode de minéralisation que la composition plus intime, chimique en matière minérale doit varier dans les limites assez étendues. — Il y a des eaux qui sont très minéralisées (comme sulfatées, chlorurées sodiques, etc.), tandis que les autres en renferment des quantités si faibles qu'elles ont reçu le nom d'indéterminées. — Parmi les corps minéraux qu'on rencontre le plus ordinairement, nous citons : le sulfate de chaux, le bicarbonate calcaire, le chlorure de sodium, les carbonates de potasse et de soude, le fer, les iodures et les bromures, les phosphates alcalins et la chaux, etc.

On y trouve aussi certains métaux, tels que l'étain, le plomb, l'argent, l'arsenic, le cobalt, le cuivre, etc.

4⁰ Température des eaux minérales. — Les eaux minérales possédant une température plus ou moins élevée sont assez nombreuses, et à cause de cela, elles ont reçu encore le nom d'*eaux thermales*.

Qu'est-ce qu'une eau thermale ?

M. Lapparent en donne ce critérium : « Les sources qui ont la température notablement supérieure à la moyenne du point où elles arrivent au jour, sont des sources thermales. » (p. 401, Traité de géologie, 1885).

Quelle est l'origine de cette température ?

Pour expliquer la température des eaux minérales, on admet trois causes :

1⁰ La température d'une eau minérale est due à la chaleur centrale de notre globe.

2⁰ Elle est d'origine volcanique.

3⁰ Elle peut être produite au moins en partie par les actions chimiques.

Pour reconnaître si une source thermale doit sa température à la chaleur centrale ou à l'action volcanique, il n'y a pas un moyen sûr, mais « cependant toutes les fois que sa sortie n'est pas accompagnée de dégagement plus ou moins tumultueux de gaz et vapeurs, nous avons le droit de la considérer comme appartenant aux manifestations paisibles de la chaleur interne » (Lapparent, p. 402).

Les sources thermo-minérales à haute température ont une origine double

a) une origine volcanique

b) La haute thermalité est due à la différence des iso-géothermes.

Les eaux minérales, suivant leur température, sont divisées en :

1⁰ Eaux minérales *froides,* au-dessous de 20° c.

2⁰   —   *tièdes,*   de 20° à 30° c.

3⁰   —   *chaudes,*   de 31° à 35 c.

4⁰   —   *très chaudes,*   de 36° à 45° c.

5⁰   — *à température excessive,* au-dessus de 45° c.

5⁰ Propriétés physiques et chimiques des eaux minérales. — Il est à peine besoin de dire qu'il est presque impossible de présenter une étude complète sur les propriétés physico-chimiques de ces eaux, étant donné que chaque caractère physique ou chimique varie suivant les types et les classes d'eaux minérales. — Il est facile de s'en convaincre en se rapportant à ce que nous avons dit à propos de l'origine, de la composition, de la thermalité, etc., des eaux minérales. — Pour éviter de nous exposer à des répétitions, nous croyons faire bien de rattacher cette question à l'étude des classes d'eaux.

6⁰ Classification des eaux minérales. — La première question qui s'impose à nous est celle-ci : sur quoi faut-il baser la classification ? Ni propriétés physiques, ni chimiques ne sont suffisantes pour servir de base à la classification. Nous aurions préféré une classification basée sur les propriétés thérapeutiques à toute autre, mais nous ne voyons pas trop comment il serait possible d'en créer une. — Sans nous attarder trop, nous dirons tout de suite, qu'aujourd'hui on a partout adopté la classification basée sur la prédominance de certains corps faisant partie de la composition chimique. Donc c'est la classification chimique que nous adoptons aussi. En admettant cette classification, nous ne voulons pas dire qu'elle soit la meilleure et qu'elle ne soit pas sujette à de graves reproches. — Bien au contraire. — Comme preuve, nous n'invoquerons que deux faits : a) l'impossibilité presque absolue de reconstituer la composition primitive, vu qu'elle a changé immédiatement après l'arrivée de l'eau au jour en perdant certains gaz, et par le fait, il s'est opéré un changement dans la constitution de certains composés. Ainsi les bicarbonates passent à l'état de carbonates, les sulfures et les sulfites à l'état de sulfates. b) La manipulation à laquelle se livre un chimiste pour faire l'analyse identique de la même source minérale. — c) Les effets thérapeutiques sont très souvent en désaccord avec les déductions tirées d'une analyse. Comme preuve, nous ne voulons que les effets thérapeutiques des sources dites *indéterminées* (1).

Presque chaque hydrologue-médecin a une classification à lui. La meilleure de toutes est celle de l'éminent hydrologue M. Durand-Fardel. C'est celle que nous adopterons. La voici :

I. — *Famille des Sulfurées.*

Classe des sulfurées : 1re division : *Sulfurées sodiques.*

                        2e division : *Sulfurées calciques* ou *sulfhydriques.*

II. — *Famille des chlorurées* : 4 classes.

1re classe : chlorurées sodiques.
2e   —   chlorurées sulfurées.
3e   —   chlorurées bicarbonatées.
4e   —   chlorurées sulfatées,

III. — *Famille des bicarbonatées* : 4 classes :

1re classe : bicarbonatées simples : 1re division : sodiques.
                                    2e division : calciques.
                                      3e   —   mixtes.

---

(1) Tout ceci prouve que Chaptal a eu raison, en disant : « En analysant une eau, on n'en dissèque que le cadavre. »

2ᵉ classe : bicarbonatées chlorurées.
3ᵉ classe : bicarbonatées sulfatées.
4ᵉ classe : bicarbonatées sulfatées chlorurées.

IV. — *Famille des sulfatées* : 1 classe :

Classe des sulfatées : 1ʳᵉ division, sulf. sodiques.
                2ᵉ division : sulf. calciques.
                3ᵉ   —   sulf. mixtes.
                4ᵉ   —   sulf. magnésiques.

V. — *Famille des Indéterminées* : 2 classes :

1ʳᵉ classe : eaux thermales simples.
2ᵉ classe : eaux faiblement minéralisées.

VI. — *Famille des ferrugineuses.*

Remarque. — Dès maintenant, il nous faut dire qu'il nous sera impossible de nous étendre sur les propriétés physiques et chimiques, effets physiologiques et thérapeutiques comme nous le voudrions, des eaux de toutes les classes, pour une bonne raison, c'est que nous ne traitons dans la première partie de notre travail que ce que nous croyons utile pour mieux comprendre la seconde partie qui est notre sujet principal.

Par conséquent, pour tout ce qui concerne les classes suivantes : Les sulfurées, les bicarbonatés, les ferrugineuses et les indéterminées, nous nous inspirerons de l'ouvrage déjà cité de MM.Egasse et Guyenot.

Propriétés physiques et chimiques des classes suivantes :

A. — Eaux sulfurées

« Ces eaux sont caractérisées par la présence du souffre qui existe à l'état soit de sulfure de sodium, soit de sulfure de calcium, soit d'hydrogène sulfuré ou même du soufre précipité.

Elles ont en outre pour caractéristique la présence d'une matière amorphe, floconneuse, glaireuse qui a reçu les noms de glairine, barégine, pyrénéine, daxine, luchonine, saint-sauverine, sulfurhydrine, sulfurose, sulfomucose, sulfo-diphterose. »

Pour sa description nous renvoyons le lecteur à la partie de notre travail où nous avons traité la composition des eaux.

Nous renvoyons à la même partie pour ce qui concerne des êtres vivants qui sont habitants des eaux minérales et principalement des sulfurées,

« Les eaux sulfureuses renferment aussi de l'azote en proportions plus ou moins considérables, auquel on a voulu rapporter les différentes actions soit physiologiques, soit thérapeutiques de ces eaux, en même temps qu'à la barégine. Ce serait à lui que serait dû, d'après le docteur Daudirac de Cauterets, le réveil des fonctions de l'appareil glandulaire gastro-intestinal. Il modérerait en exhalation dans les eaux sulfureuses l'action irritante de l'acide sulfhydrique comme dans l'air atmosphérique, il tempère l'excitation propre à l'oxygène pur (Dʳ Breuillard).

« Quand les eaux sulfureuses sont puisées directement à leur point d'émergence, elle sont limpides, avec une légère teinte bleuâtre, d'une odeur peu marquée, mais elles prennent peu à peu au contact de l'air une odeur d'œufs pourris, caractéristique de l'hydrogène sulfuré. Elles deviennent en même temps laiteuses, blanchâtres, par suite de la présence du soufre en particules très fines qui bientôt se déposent. »

« Leur saveur est sulfureuse. Elles sont douces au toucher et mêmes savonneuses. »

« Leur température varie beaucoup, car, si les unes, celles d'Enghien, par exemple, sont fraîches, d'autres sont tièdes, d'autres sont chaudes : ce sont particulièrement celles qui forment le groupe des Pyrénées-Orientales et leur température varie de 27° (Vernet) à 75° degrés (groupe de Saint-André d'Olerte). On peut dire qu'en général, et cette observation s'applique du reste à toutes les eaux minérales, les eaux sulfureuses alcalines proviennent d'une grande profondeur tandis que les *sulfureuses calciques* sont le plus souvent superficielles et les réactions chimiques qui ont donné naissance à l'hydrogène sulfuré paraissent avoir été bien différentes dans les deux cas.

a) « *Sulfurées sodiques* : ont pour caractéristique la présence du sulfure de sodium, qui leur communique leurs propriétés thérapeutique spéciales, mais qui n'existe jamais qu'en proportions relativement minimes. — Elles renferment en outre de l'azote, de l'acide carbonique, de l'acide sulfhydrique libre, de l'acide silicique, et des sels minéraux, carbonates, sulfates, chlorure de sodium, de l'alumine, etc.

Le plus souvent, le sulfure sodique est à l'état de monosulfure, mais parfois aussi sous forme de polysulfure, comme à Barèges. Au contact de l'air, ces eaux se décomposent nettement. L'acide carbonique atmosphérique et celui que renferme l'eau décomposent le sulfure de sodium, en présence de l'eau, éliminent de sa combinaison le soufre et c'est alors que celui-ci se dépose en particules très fines. L'acide carbonique se combine avec la soude formée par l'action de l'oxygène de l'eau sur le sodium mis à nu et donne lieu à du carbonate de soude. L'oxygène agit aussi sur le sulfure alcalin se combine avec le soufre pour former successivement de l'acide hyposulfureux, de l'acide sulfureux, de l'acide sulfurique, lesquels se combinent avec la soude et donnent des hyposulfites, des sulfites et du sulfate de soude, ce dernier étant le terme ultime de la décomposition du sulfure alcalin. — D'un autre côté, le soufre du sulfure mis à nu se combine avec l'hydrogène de l'eau pour former de l'hydrogène sulfuré. Ainsi le premier terme de la décomposition est la formation d'acide sulfhydrique qui se dégage avec son odeur caractéristique ; puis successivement et à mesure que l'oxygénation progresse on voit apparaître d'abord les hyposulfites, puis les sulfites et enfin les sulfates. Dans cet état, les eaux sont ce qu'on appelle *dégénérées* ; elles n'ont plus ni odeur, ni saveur, sont alcalines, ne dégagent plus d'hydrogène sulfuré et présentent alors des propriétés thérapeutiques spéciales. Ces eaux sont donc facilement décomposables et pour conserver leur maximum d'action, elles doivent être bues à leur sortie même du griffon. »

b) « *Eaux sulfurées calciques.* — Ces eaux ont une origine toute différente, et tandis que les premières sont des eaux minérales proprement dites, les secondes ne sont pour ainsi dire qu'accidentelles. Ce sont, en général, des eaux riches en sulfate de chaux qui, passant à travers des terrains renfermant des matières organiques en quantités plus ou moins considérables, voient l'oxygène de leur sulfate et de leur base pris par les matières organiques avec lesquelles il se combine, et il ne reste plus dès lors que du sulfure de calcium. Mais ce dernier est bientôt attaqué à son tour par l'acide carbonique de l'eau elle-même ou de l'air et il se forme du carbonate de chaux et de l'hydrogène sulfuré, qui en partie reste en dissolution dans l'eau, en partie se dégage en lui communiquant son odeur si caractéristique. Le type de ces eaux accidentelles est l'eau d'Enghien. »

« Nous devons ajouter de plus que la plupart de ces eaux sont riches en chlorures. »

B. — Famille des Bicarbonatées (1)

Qui a ses représentants en Serbie.

(1) Nous rattachons à cette classe la classe des acidulées, créée par les auteurs du *Traité des eaux minérales de la France et de l'Algérie* (janvier 1891).

Deux classes a) classes des bicarbonatées simples:

1re division: sodiques: Vrntzi et station d'Arandjelowatz.

b) Classe des bicarbonatées sulfatées : Wragna.

La description générale de cette eau sera donnée quand nous traiterons la semblable en Serbie.

a. *Eaux bicarbonatées* sodiques simples.

« Elles sont caractérisées par la présence du bicarbonate de soude qui est la dominante de leur minéralisation et qui est accompagné des chlorures alcalins, de sulfates de fer, de lithine, etc.

Elles renferment en outre un excès d'acide carbonique, dont le rôle est considérable, car c'est lui qui maintient en dissolution, sous forme de bicarbonates, des composés insolubles quand ils sont à l'état de carbonates. Aussi ces eaux sont-elles en général peu stable, car lorsque, par suite de différence de pression, l'acide carbonique libre est éliminé, la quantité qui reste dans l'eau n'est plus suffisante pour maintenir en dissolution, à l'état de bicarbonate, par exemple, le carbonate de fer, le carbonate de chaux, etc. Ces composés se précipitent, et l'eau cesse, au bout de fort peu de temps, de présenter la même composition qu'à son point d'émergence. Ces eaux sont limpides, inodores, de saveur alcaline particulière, indiquée par la saveur acidulée que leur communique l'acide carbonique. Elles sont le plus souvent froides, mais parfois aussi, comme à Vichy, par exemple, leur thermalité est assez élevée.

Les types de ces eaux sont Vichy et Vals en France.

Elles se prennent surtout en boisson, mais aussi en bains, douches, etc.

Outre le bicarbonate de soude, ces eaux renferment encore parfois du fer sous forme de bicarbonate soluble, lequel leur communique des propriétés toniques assez marquées, de la lithine, dont l'effet vient s'ajouter à celui du carbonate sodique. Nous ne parlons pas, et pour cause, des métaux spéciaux, Cæsium, Rubidium, auxquels on a voulu faire jouer un certain rôle et qui n'existent qu'en quantités trop minimes pour avoir une action sérieuse sur l'organisme. »

C. CLASSE DES FERRUGINEUSES

Représentée en Serbie par la source ferrugineuse de Kowiliatcha ainsi que par la source du « Prince-Michel » de la station d'Arandjelowatz.

« Dans la plupart des eaux minérales on rencontre du fer, mais en proportion assez peu considérable pour qu'il ne puisse devenir l'élément minéralisateur dominant. Nous l'avons signalé dans les eaux alcalines et nous avons vu qu'il venait d'ajouter son action tonique à celle qu'exercent les bicarbonates alcalins. — Dans les eaux ferrugineuses réelles, le fer prédomine assez pour devenir caractéristique, surtout en présence de la faible minéralisation de ces eaux. »

« Le fer s'y trouve parfois combiné avec deux acides organiques auxquels Berzélius a donné le nom d'*acide crénique* et d'*acide hypocrénique* qui forment avec lui tous les dépôts ocreux des sources ferrugineuses (ces acides existent dans le terreau, dans l'humus). On le rencontre aussi sous forme de carbonate de protoxyde de fer, et il est alors tenu en dissolution par l'acide carbonique en excès que renferment ces eaux, et quand cet acide se dissipe au contact de l'air, le bicarbonate repassant à l'état de carbonate de fer, celui-ci se précipite en formant un dépôt ocreux. La saveur acidule que communique à ces eaux l'acide carbonique les rend plus agréables à boire que les eaux crénatées ou apocrénatées, qui du reste, sont rares mais présentent sur elles l'avantage de se décomposer moins rapidement au contact de l'air. »

« L'association du fer et de l'arsenic sous forme d'arséniate est peu commune, au moins dans les eaux ferrugineuses proprement dites, car on rencontre souvent ces deux principes dans la plupart des eaux bicarbonatées sodiques. »

« Enfin, certaines eaux renferment le fer à l'état de sulfate de protoxyde, mais en réalité, elles ne sont guère supportées par l'estomac que lorsqu'elles renferment de l'acide carbonique en excès qui les rend plus digestibles. »

Au fer se trouve associé souvent un métal de la même famille, le manganèse, auquel on a voulu faire jouer dans la reconstitution du globule sanguin un rôle analogue, sinon supérieur, à celui du fer.

Les eaux ferrugineuses prises à la source sont limpides, incolores, inodores, d'une saveur styptique qui les différencie nettement des autres eaux, et qui, dans les eaux sulfatées, devient même désagréable. L'acide carbonique leur communique une saveur plus agréable. Au contact de l'air les ferrugineuses forment des dépôts ocreux, qui constituent dans les sources des assises parfois assez épaisses. Elles ne se conservent en bouteilles qu'à la condition de tenir ces dernières couchées et d'empêcher l'introduction de l'air par les bouchons. Malgré ces précautions, il est rare qu'elles ne déposent pas, se dépouillant ainsi d'une partie de leur principe actif. »

Les eaux ferrugineuses se prennent surtout en boissons.

D. Classe des indéterminées

Représentée en Serbie par les stations de Soko-Bagna et de Iochanitza.

« Les eaux de cette famille présentent, au point de vue clinique, un caractère spécial, leur faible minéralisation qui ne permet de les ranger dans aucune des familles précédentes et de ne leur assigner aucune propriété thérapeutique particulière, déduite *à priori*, de leur composition chimique.

Quand elles sont froides, elles appartiennent sans conteste aux eaux potables. Les plus riches en composés chimiques en renferment à peine 1 gr. 50 et les plus pauvres 0 gr. 25 par litre (Plombières), et parmi ces composés qui parfois sont assez nombreux, il n'en est pas un qui puisse servir de dominante.

On y trouve parfois de l'arsenic, comme au Mont-Dore, ou du sulfate de cuivre, comme à *Saint-Christan ;* mais ces principes sont en proportions trop minimes pour leur communiquer une valeur thérapeutique quelconque. Il n'en est pas de même quand leur température s'élève, et elle peut devenir assez considérable. C'est ainsi que les eaux de Chaudesaigues ont de 80 à 90° C., celles du Mont-Dore de 40 à 45° C., celles de Plombières de 40 à 70° C., de Néris 52° C., d'Aix-en-Provence de 20 à 36° C.

Bien qu'elles soient souvent prescrites en boissons, quand elles sont froides, ces eaux sont le plus souvent utilisées par tous les moyens que fournit l'arsenal hydro-thérapeutique et elles exercent alors des actions que l'on ne peut nier. »

Avant de procéder à l'étude des indications des eaux appartenant aux classes ci-dessus énumérées, nous croyons utile de dire quelques mots sur l'action curative des eaux minérales en général.

7° Action curative des eaux minérales. — Pour expliquer les effets physiologiques ou thérapeutiques aussi complexes que multiples qu'exercent les eaux minérales sur un organisme sain ou malade, il faut admettre qu'elles contiennent certains agents curatifs. Ces agents sont nombreux, mais nous croyons pouvoir les réduire à trois :

1° Une *eau minérale* agit par *son ensemble,* par un tout qui comprend la partie hydrothérapique avec les conditions hygiéniques dans lesquelles est placé le malade pendant sa cure. Ceci est valable au moins pour la classe des eaux dites indéterminées, où rien ne nous indique leurs propriétés thérapeutiques.

2° Par ses *propriétés générales* où il faut faire entrer la température en premier lieu, état électrique, etc. — Ici nous pouvons compter sur un grand nombre d'eaux à haute température et

Enfin 3° par la partie essentielle de sa composition, par sa partie purement médicamenteuse, par le *médicament* qu'elle contient.

Exemple : eaux chlorurées sodiques, sulfureuses et ferrugineuses.

8° **Mode d'administration des eaux minérales**. Elles sont employées sous trois formes :

1° Sous forme de boisson, c'est-à-dire qu'elles sont prises à l'intérieur, et c'est sous cette forme qu'elles agissent comme médicament au sens propre du mot.

2° Elles sont appliquées à l'extérieur sous forme de bains, de douches, sous toutes les formes. Ici, elles agissent en vertu de leurs effets mécaniques et leur température. — Enfin :

3° Sous la forme de *boue* dont nous dirons quelques mots à l'occasion des boues de *Koviliatcha* et de Wragnska-Bagna.

Il y aurait beaucoup de choses à dire sur cette question des formes d'application d'eaux minérales, mais nous ne pouvons faire davantage sans sortir de notre but. D'ailleurs, il nous suffit de mentionner le bel ouvrage (plusieurs fois déjà cité) de MM. Egasse et Dr Cuyenot, où on trouvera une étude magistrale que nous allons résumer.

9° **Effets physiologiques et thérapeutiques. — A. Eaux sulfurées.** — Nous trouvons dans la composition de ces eaux trois agents auxquels sont dus sans doute les effets curatifs de cette classe d'eaux, à savoir : l'hydrogène sulfuré, les sulfures alcalins et le soufre à l'état natif dans un état de grande division. Chacun a sa part dans les effets physiologiques et thérapeutiques des eaux de cette classe.

« Le soufre, pris à l'intérieur, ne produit aucun effet appréciable qu'à la dose un peu élevée. A cette dose, il est laxatif ou même purgatif. A dose de 4 ou 6 grammes par jour, il produit des phénomènes d'excitation ; l'haleine prend une odeur d'hydrogène sulfuré et les sulfates augmentent dans les urines.

En présence des liquides alcalins du tube digestif, il se transforme (suivant Gubler) en sulfures de potassium et de sodium et est absorbé sous cette forme. — Une fois dans le sang, il produit des symptômes analogues aux stimulants diffusibles : accélération du pouls, élévation de température, congestion des viscères, parfois même un véritable mouvement fébrile avec éruption érythémateuse, miliaire ou vésico-pustuleuse. Du côté des muqueuses respiratoires et digestives, on observe également les symptômes d'une congestion, d'une inflammation plus ou moins vive, se traduisant par des hémoptysies, de la diarrhée ou l'apparition d'hémorroïdes.

Le soufre est éliminé de l'organisme sous forme de sulfates par les urines et de l'hydrogène sulfuré par les poumons et la peau.

A l'extérieur on l'emploie comme parasiticide en raison de sa toxicité sur les animaux inférieurs.

L'*hydrogène sulfuré* est un agent analogue au soufre mais dont l'action est beaucoup supérieure. Il s'élimine en partie en nature par les voies respiratoires et la peau; en partie, il se transforme en sulfures alcalins, qui se tranforment à leur tour en sulfates éliminés par les urines. En s'éliminant par les voies respiratoires et la surface cutanée, il en active les sécrétions.

Les sulfures alcalins possèdent l'action du soufre, puisque celui-ci se transforme en eux, pourtant leur action extérieure est beaucoup plus grande et se traduit par une vive excitation de la peau pouvant aller jusqu'à la révulsion et accompagnée d'une stimulation générale. »

1⁰ SULFURÉES SODIQUES. — a. *Action physiologique.* — « Les sulfurées sodiques sont un médicament *altérant* dont l'action est lente mais durable. — A petite dose, elles constipent, mais elles deviennent laxatives et même purgatives à doses plus considérables.

En boisson et en gargarisme, elles ont une action spéciale sur les granulations du larynx et du voile du palais; elles diminuent ou font même disparaître la sécrétion muqueuse, mais on remarque une certaine exacerbation des symptômes au début de la cure. »

En inhalation et en pulvérisation leur effet est peu marqué sur l'homme sain, mais d'une grande importance dans les affections catarrhales des voies respiratoires. Les crachats deviennent muqueux, sont moins abondants, l'obscurité du murmure vésiculaire diminue progressivement, les râles muqueux sont moins intenses et l'auscultation indique un retour graduel à la respiration normale. »

« Employées en bains et en douches, les eaux sulfurées sodiques ne produisent aucun effet particulier. Signalons cependant la sensation d'onctuosité que fait ressentir à la peau l'usage externe de ces eaux minérales, onctuosité due à leur alcalinité, pour les uns, à la présence de barégine, pour les autres. »

« En général, le traitement thermal par les sulfurées sodiques produit une excitation qui se porte spécialement et par ordre décroissant sur les *muqueuses*, sur la peau, les reins et le tube digestif, etc., excitation d'autant plus marquée que les organes sont sous l'influence d'un état morbide. »

Le principe excitateur est l'acide sulfhydrique dont l'action est tempérée par l'azote.

La fièvre thermale et la poussée qui se traduit par une éruption furonculeuse parfois assez intense sont très fréquentes et nécessitent une attention toute particulière dans la direction du traitement.

L'effet produit sur le système circulatoire varie suivant les sujets ; chez les uns, il y a excitation, chez les autres moins nombreux le pouls diminue de fréquence.

Elles possèdent aussi une action spéciale sur l'élimination du mercure, du plomb et même de l'arsenic.

b. *Action thérapeutique.* — L'action principale qu'exercent les sulfurées sodiques est celle qui porte sur la peau et les muqueuses des voies respiratoires. Elles régularisent les sécrétions et les excrétions muqueuses et cutanées ; elles les diminuent lorsqu'elles sont trop abondantes et les ramènent souvent à leur état normal quand elles sont viciées dans leur nature. Leur application principale est donc dans les affections des muqueuses respiratoires de l'arrière-gorge, du larynx, de la trachée et des bronches.

« Leur action curative est douteuse sinon nulle dans la tuberculose confirmée, mais, comme traitement préventif chez les prédisposés et les héréditaires, peut être d'une grande utilité en régularisant les fonctions physiologiques des muqueuses pulmonaires, en leur donnant une résistance plus grande. »

Par leur thermalité, les sulfurées sodiques agissent fort bien contre les rhumatismes ; elles favorisent la cicatrisation des plaies ; elles sont employées contre la sécrétion exagérée de mucus des voies génito-urinaires, dans certaines dermatoses, dans les suites de luxation, de fractures, etc. Elles sont très utiles aussi dans la scrofule et le lymphatisme.

Dans la syphilis les sulfurées sodiques sont souvent prescrites contre les manifestations cutanées et contre les effets généraux de la diathèse elle-même, mais il nous semble que son action est plutôt éliminatoire du mercure que curative de la diathèse.

Quelle que soit l'affection pour laquelle on ait recours aux eaux minérales de cette classe, l'action thérapeutique spéciale dépend soit de propriétés altérantes, soit de l'action substitutive ; il ne faut donc pas s'étonner de voir au début de la cure les phénomènes morbides s'accroître ; dans les affections des muqueuses des voies aériennes, la toux et les sécrétions augmentent ; chez les herpétiques et les syphilitiques, les manifestations prennent plus d'intensité ; mais cette aggravation passagère ne devra pas inquiéter, car s'atténuant bientôt, elle fera place à une amélioration durable des troubles morbides et à un acheminement vers leur disparition.

Elles sont contre-indiquées chez les malades très nerveux. Il faut être prudent dans le traitement des phtisiques et en général dans toute période d'évolution pathologique où l'excitation est à redouter. Cependant, les eaux sulfurées où se fait très rapidement la décomposition de soufre sont moins excitantes.

2º Sulfurées calcoïques. — a) *Action physiologique*. — Les eaux de cette classe sont beaucoup plus excitantes que les sulfurées sodiques. Les eaux sulfureuses calciques activent les fonctions digestives, favorisent l'assimilition, augmentent la diurèse et la diaphorèse mais produisent souvent une excitation exagérée du système nerveux.

Elles sont constipantes à doses modérées et purgatives à doses plus élevées, mais peuvent aussi amener un état congestif des muqueuses stomacale et intestinale qui peut forcer à suspendre le traitement.

Appliquées extérieurement en bains et en douches, etc., les sulfurées calciques produisent les mêmes effets que les sulfurées sodiques. Quand elles contiennent de l'azote et sont employées en inhalation, les sulfurées calciques possèdent les propriétés calmantes après l'excitation.

b) *Action thérapeutique*. — Les sulfurées calciques seront employées toutes les fois qu'une action substitutive et excitante sera indiquée, mais elle seront contre-indiquées chez les sujets qui possèdent une suractivité de la circulation sanguine et nerveuse. Elles sont indiquées dans les affections des muqueuses et de la peau chez les lymphatiques, les scrofuleux, les chloro-anémiques, les syphilitiques. Les sulfurées calciques agissent très bien surtout localement. Les affections de l'arrière-gorge, du larynx, de la trachée et des bronches, surtout les affections catarrhales et sans prédisposition aux hémoptysies sont très favorablement influencées. Contenant plus d'hydrogène sulfuré, les sulfurées calciques sont employées surtout en inhalations, humage et pulvérisation.

Elles ont aussi une action incontestable sur la sécrétion exagérée du mucus des voies génito-urinaires, les affections vaginales et utérines chroniques.

Elles jouissent des mêmes propriétés éliminatoires dans les empoisonnements par le mercure, le plomb et l'arsenic. Elles sont indiquées aussi dans les suites de luxation, de fractures et certaines affections chirurgicales.

Elles sont contre-indiquées chez les sujets très nerveux. chez ceux disposés aux congestions viscérales et, d'une façon toute spéciale, chez les phtisiques aux hémoptysies fréquentes.

B. — **Eaux bicarbonatées.** — Comme la plupart des eaux bicarbonatées contiennent de l'oxyde carbonique en quantité considérable, nous diviserons cette classe en *bicarbonatées acidulées* avec prédominance de l'acide carbonique et faible minéralisation, et en *bicarbonatées proprement dites.*

a) Bicarbonatées acidulées. — *Leur action physiologique.* — Contenant de l'acide carbonique libre en quantité considérable, ces eaux ont une saveur acidulée et piquante et sont effervescentes.

Prises en boisson, elles procurent, même à petites doses, une sensation de chaleur dans l'estomac. Si la dose est plus forte, les buveurs éprouvent comme une sorte d'ivresse accompagnée de céphalalgie et de vertiges. On a même signalé des cas de congestion cérébrale par l'abus d'eaux fortement carboniques, telles que celles de *Carlsbad.*

A dose moyenne, la période d'ivresse exhilarante est bientôt suivie d'un effet sédatif et tempérant sur l'organisme en général.

En bains, les effets sur la peau se font remarquer par une sensation de froid, de picotement bientôt suivi de rougeur. L'action en est donc tonique et reconstituante.

Sur les muqueuses atteintes d'affections catarrhales l'effet produit par ces eaux se fait remarquer par l'exacerbation des symptômes et l'augmentation des sécrétions morbides qui diminuent ensuite graduellement et finissent parfois par disparaître complètement.

Il y a augmentation de l'acide carbonique dans les urines qui deviennent mousseuses après (?) ingestion de ces eaux.

En résumé, les eaux carboniques stimulent les fonctions des muqueuses tout en les anesthésiant à un certain degré, excitent d'abord le système nerveux, puis agissent sur lui comme sédatives, excitent la peau et y produisent une analgésie légère.

Action thérapeutique.—Les eaux acidulées gazeuses sont employées dans l'atonie du tube gastro-intestinal. A cause de leur effet physiologique d'abord excitant et ensuite calmant, elles sont indiquées dans les gastralgies et les dyspepsies. Elles peuvent arrêter les vomissements sympathiques de la grossesse. Elles sont facilement supportées même par les organismes débilités. — L'acide carbonique étant antiseptique, excitant et analgésique, les eaux de cette classe trouvent leur emploi dans le pansement des ulcères atoniques, la gangrène, le cancer.

En bains généraux, on les emploie dans les cas d'atonie générale, de névrose, de névralgie et de rhumatisme si ces eaux sont chaudes.

Elles sont indiquées aussi dans la gravelle, pour calmer les douleurs et faciliter l'expulsion du sable.

Contre-indications : poussées inflammatoires, état congestif et la grossesse chez les femmes prédisposées aux fausses couches.

b) Bicarbonatées proprement dites. — Elles se distinguent des précédentes par ce fait qu'elles ont une minéralisation plus riche. — Elles contiennent aussi de l'acide carbonique en quantité notable.

Bicarbonatées sodiques. — *Leur action physiologique.* — Leur action sur la peau et les muqueuses peut se résumer en une excitation légère de la peau et une augmentation des sécrétions muqueuses. — « Après un séjour un peu prolongé dans le bain thermal, l'urine devient alcaline. » (Egasse et Guyenot.) A la fin de la cure, se produit assez fréquemment une éruption furonculeuse, signe de la saturation de l'organisme.

Les bicarbonatées sodiques portent leur effet physiologique sur plusieurs organes et appareils de l'organisme. Ainsi, prises en boisson, les bicarbonatées sodiques agissent de la manière suivante sur *le tube digestif :* à petite dose, elles augmentent la quantité de suc gastrique par suite de la transformation du bicarbonate en chlorure ; à dose plus forte, elles le neutralisent et parviennent même à l'alcaliniser. — Par l'acide carbonique, elles exercent en même temps une action stimulante et tonique sur la muqueuse. — La constipation est fréquente au commencement de la cure, si les doses sont faibles; à haute dose et dès le début, la diarrhée peut survenir et indiquer ainsi d'une façon certaine l'intolérance. A dose moyenne, elles excitent l'appétit.

Circulation et constitution du sang. — La tension sanguine est peu modifiée par des bicarbonatées sodiques pures. Il y a un léger abaissement des battements cardiaques après une cure prolongée. Quant à la composition du sang, elle est influencée d'une manière très marquée par ces eaux. — L'oxygénation des globules se fait mieux, et le nombre des globules augmente aussi.

Par conséquent, l'action des bicarbonatées sodiques est toujours *reconstituante*, quelle que soit la dose ingérée. Certains auteurs, entre autres, MM. Egasse et Guyenot, admettent la cachexie alcaline, causée par une cure trop prolongée par les bicarbonatées sodiques, tandis que M. le professeur Hayem la rejette d'une manière catégorique.

Reins et constitution de l'urine. — Les reins sont congestionnés légèrement au début de la cure. Cette congestion se traduit par une diurèse et des douleurs fugaces au niveau des reins.

La composition de l'urine change sous l'influence du traitement par les bicarbonatées sodiques. — Elles facilitent l'élimination de l'acide urique et des urates à un tel point qu'on voit disparaître très vite tout dépôt des urines qui deviennent claires et limpides.

Quant à la formation de la gravelle et des calculs phosphatiques sous l'influence du traitement par les bicarbonatées sodiques, les opinions sont partagées là-dessus. Certains auteurs l'admettent, les autres sont opposés à cette manière de voir. — On a fait des expériences sur l'eau de Vichy (MM. Darcel et Mialhe) par laquelle on a prouvé que les calculs se forment en présence de l'ammoniaque dans les urines et non de la soude.

Foie et sécrétion en général. — La bile devient plus fluide et la production de la cholestérine diminue sous l'influence des bicarbonatées sodiques. Elles préviennent ainsi la formation des calculs et favorisent l'élimination de ceux déjà formés, d'où éclatent très souvent des coliques hépatiques.

Les sécrétions en général sont augmentées, plus fluides, moins acides et plus alcalines qu'à l'état normal. La transpiration cutanée même devient alcaline. Ces effets ne sont que transitoires et disparaissent aussitôt qu'on a suspendu le traitement. Enfin le *système nerveux* est peu influencé par la cure par ces eaux. On remarque seulement un léger sentiment d'ivresse, un peu d'excitation cérébrale suivie de somnolence, qui sont dus certainement à l'acide carbonique en excès contenu dans la plupart des sources.

Action thérapeutique. — L'indication générale des bicarbonatées sodiques ressort très nettement (disent MM. Egasse et Guyenot) des lignes qui précèdent. Elles s'appliquent aux maladies par ralentissement de nutrition de Bouchard, aux diathèses que Durand-Fardel a dénommées diathèses par anomalie de l'assimilation des principes immédiats.

« La médication de Vichy est une médication d'assimilation, a dit Gubler » ; suivant le professeur Hayem, elle est aussi *reconstituante.*

Nous passerons en revue les maladies des organes justiciables des bicarbonatées sodiques.

Maladies d'estomac. — Les deux dyspepsies par excès et par diminution de l'acidité du suc gastrique sont du ressort du traitement par les bicarbonatées sodiques. Il n'y a qu'à déterminer le degré de dose. Dans la dyspepsie par diminution, hypo-chlorhydrie et anachlorhydrie, la dose doit être petite, tandis que dans l'hyperchlorhydrie, la dose doit être élevée. — Dans le premier cas, l'eau sera prise à jeun ou avant le repas, de façon à activer la sécrétion du suc gastrique, tandis que dans le second cas, l'eau sera prise d'une à deux heures après le repas.

On obtient aussi de bons résultats dans la gastralgie, par le traitement des bicarbonatées sodiques.

Maladies du foie. — Toutes les maladies du foie, excepté les cirrhoses avancées et les cancers, sont justiciables des bicarbonatées sodiques. L'usage de ces eaux fait disparaître l'engorgement ou la congestion du foie, agissant par la circulation sur le foie. Il prévient aussi la formation des calculs, facilite l'expulsion des graviers et du sable non tant par l'action dissolvante, comme on l'a prétendu, que par son action plutôt mécanique. En fluidifiant les sécrétions, surtout la bile, et en augmentant le courant éliminateur, les eaux bicarbonatées sodiques agissent de cette manière sur le foie. Elles provoquent très souvent, en raison de leur action, des coliques hépatiques. Il faut s'y attendre et par conséquent procéder dans le traitement avec prudence. Les maladies du foie ne sont justiciables de ce traitement qu'à l'état chronique.

Diabète, gravelle, calculs urinaires, albuminurie. — On obtient dans certaines formes de diabète de bons résultats par les bicarbonatées sodiques. Les théories sont très différentes sur le diabète et nous ne nous croyons pas appelé à trancher la question. — C'est pour ce motif que nous laissons volontairement cette question de côté. Nous ne signalerons que les effets du traitement, qui sont une diminution du sucre dans les urines et une amélioration notable de l'état général. Quant à la gravelle et aux calculs, il est facile de comprendre l'intervention efficace des eaux de cette classe, d'après ce que nous avons dit à propos des effets physiologiques. En neutralisant les urines, les urates et l'acide urique se trouvent à l'état soluble et, par conséquent, ne peuvent pas se précipiter en formant du sable, des graviers ou même des calculs.

Ces eaux sont indiquées aussi dans la goutte et l'arthritisme, en tant que diathèses.

On a beaucoup discuté pour savoir si les eaux bicarbonatées sodiques sont indiquées ou contre-indiquées dans le traitement de la gravelle phosphatique. — Les uns sont pour, les autres contre. Nous avons cité plus haut (action physiologique) l'opinion de certains auteurs d'après lesquels les eaux bicarbonatées sodiques ne peuvent pas aggraver la gravelle existante, mais au contraire l'améliorer par leur action d'élimination de l'économie générale.

L'albuminurie est aussi du ressort du traitement de ces eaux minérales.

Elles peuvent être indiquées également, les eaux bicarbonatées sodiques, dans un grand nombre de maladies, mais très secondairement. Ainsi, elles peuvent être appliquées dans le traitement des affections catarrhales des muqueuses utérines, vaginales et même bronchiques, surtout les eaux contenant en grand excès de l'acide carbonique libre; — dans la stérilité de la femme, lorsque celle-ci est due à l'acidité du mucus vaginal. Elles sont aussi indiquées en raison de leur action reconstituante dans l'anémie, la scrofule et le lymphatisme lorsqu'elles contiennent un peu de fer, ce qui est presque toujours la règle. Dans toutes les autres affections, elles sont inutiles et même contre-indiquées, dans certaines surtout, dans les états cachectiques, sauf la *cachexie d'origine paludéenne.*

BICARBONATÉES SULFATÉES. — *a. Action physiologique.* — L'action physiologique de ces eaux semble se porter plus spécialement sur les voies urinaires. Elles agissent plutôt mécaniquement par la quantité en excitant légèrement les muqueuses et en diluant les mucosités. Elles stimulent aussi légèrement les fonctions digestives, la circulation et les fonctions de la peau.

b.) Action thérapeutique. — Leur indication principale porte dans la gravelle urique et phosphatique et le catarrhe de la vessie. — Dans la gravelle phosphatique, sous l'influence du traitement thermal, l'urine redevient franchement acide et l'inflammation des voies urinaires s'atténue ou disparaît.

Les urines deviennent plus claires dans le catarrhe de la vessie, le dépôt muqueux diminue, les mictions deviennent plus rares et plus fluides et la contractilité vésicale si souvent diminuée se ranime.

Elles peuvent être tout à fait secondairement indiquées dans les affections suivantes : goutte, diabète et dyspepsies.

C. Ferrugineuses. — Le principe dominant de ces eaux est le fer. Il joue un grand rôle dans la constitution du sang. L'organisme en contient environ 8 grammes. C'est lui qui entre dans la composition de l'hémoglobine des hématies et c'est sur le fer de l'hémo. globine que se fixe l'oxygène. — L'organisme à l'état sain en absorbe des quantités minimes, tandis que l'absorption est beaucoup plus grande dans l'anémie et la chlorose.

Action physiologique des eaux ferrugineuses. — Le fer se trouvant dans ces eaux sous deux formes : sulfate de fer et bicarbonate crénaté de fer, ces eaux ont une action double physiologique et thérapeutique. Les sulfatées ferrugineuses sont fortifiantes, reconstituantes et légèrement laxatives.

Les ferrugineuses contenant le fer sous une autre forme sont aussi toniques et reconstituantes, mais non laxatives. Elles sont mieux supportées par l'estomac et leur fer est plus digestible, à cause de l'acide carbonique en excès qui se trouve dans cette classe d'eaux. Elles augmentent l'appétit au début de la cure, produisent fréquemment de la constipation, excitent la sécrétion du suc gastrique et sont la plupart du temps diurétiques. Les sources fortement gazeuses produisent à haute dose une sorte d'ébriété causée par l'acide carbonique.

Action thérapeutique. — Les indications des eaux ferrugineuses sont celles du fer en général. Seulement, les eaux étant mieux tolérées, leur champ d'action se trouve agrandi.

La chlorose, l'anémie, la convalescence des grandes maladies, l'atonie des organes génito-urinaires (aménorrhées, dysménorrhées) sont du ressort du traitement par les ferrugineuses. — Elles sont indiquées dans tous les cas où les globules du sang sont altérés ou diminués.

Elles sont contre-indiquées quand il y a tendance à la congestion ou à l'apoplexie.

D. Eaux indéterminées. — Nous avons indiqué ailleurs leur distinction des eaux minérales. Les effets thérapeutiques sont dus en premier lieu à leur température et ensuite à leur mode d'emploi.

Action physiologique. — Ces eaux prises à l'intérieur ne produisent que les effets mécaniques. Elles exercent comme une sorte de lavage de l'organisme en le débarrassant de tous les produits toxiques et inutiles. Ces produits sont éliminés par les selles, les urines, les sueurs. En général, elles ne donnent pas de diarrhée, vu qu'elles facilitent les selles. — Elles sont sédatives, calmantes quand leur température est inférieure, ou au contraire excitantes, révulsives lorsque leur température est élevée.

Prises en bain elles produisent parfois des démangeaisons et des érythèmes de courte durée (la gale de Plombières).

Action thérapeutique. — Leurs propriétés sédatives les rend utiles dans l'éréthisme nerveux et leurs propriétés reconstituantes dans les états maladifs.

Elles sont indiquées dans les névralgies de l'estomac, de l'utérus, de l'intestin, surtout quand elles sont d'origine rhumatismale ; dans la convalescence des maladies graves, l'hystérie, les névralgies, les paralysies concomitantes ; l'hypocondrie accompagnée de dyspepsie flatulente, d'irrégularité des fonctions de l'intestin et de l'appareil urinaire, l'éréthisme avec chloro-anémie accompagnée d'affections utérines ou gastro-intestinales, les affections chroniques de la peau, le rhumatisme chronique, la sciatique, etc. *Elles sont contre-indiquées*, surtout quand elles sont hypo-thermales, dans l'état fébrile, congestif et quand il y a tendance aux hémoptysies et à l'anémie profonde.

DEUXIÈME PARTIE

EAUX MINÉRALES EN SERBIE

Introduction

Ne nous dissimulant guère la difficulté de notre tâche, étant donné qu'il n'existe qu'une partie minime sur les eaux minérales dans la littérature médicale de notre pays, nous déclarons d'avance que notre intention unique est de faire une étude d'ensemble sur les eaux minérales en Serbie et non d'approfondir certaines questions en litige.

Ce sera, nous le répétons, le premier travail complet.

Les eaux minérales en Serbie appartiennent à l'État. C'est également lui qui les exploite. Il y a plusieurs stations qui sont en exploitation depuis longtemps. Parmi celles-ci nous citons les principales : Wrntzi, Kowiliatcha Brestowatz, Ribari, Bains de Wragna, station d'Arandjelowatz, Soko-Bagna, etc. C'est justement de celles-là que nous allons nous occuper principalement.

Nous jugeons utile de partager cette étude en deux subdivisions :

Dans la première, nous traiterons des questions générales se rapportant au sujet de notre thèse, à savoir :

Historique des eaux minérales; leur origine; partie géologique; leur distribution dans le pays, leur température et enfin leur classification.

Dans la seconde subdivision, nous nous proposons de faire l'étude complète de chaque station d'eau minérale, à savoir : Historique, partie géographique et climatérique, nombre de sources, leur désignation et leurs propriétés physiques et chimiques. Nous ferons ensuite une étude sur *chaque source* en exposant leurs effets physiologiques et thérapeutiques sans oublier leurs indications.

Nous ferons ensuite à la fin de l'étude de chaque station une courte comparaison avec certaines stations d'eaux minérales en France.

Nous terminerons notre travail par l'exposé des *conclusions* et de la bibliographie. Tel est notre plan.

Première Subdivision

1) Historique des eaux minérales. — Il est difficile sinon impossible de dire à quelle époque remonte la découverte des eaux minérales en Serbie. On peut dire avec plus de sûreté qu'elles ont existé dans les temps les plus reculés. D'ailleurs leur action curative était connue d'abord par les habitants des environs; il y a à peine une dizaine d'années que l'État en a pris possession. On peut,

malgré toutes les obscurités, distinguer trois périodes dans leur évolution : période des Romains, période de la domination des Turcs et enfin la troisième période qui commence à la délivrance de notre pays du joug ottoman.

Certaines stations ont existé déjà lors du passage des Romains à travers notre pays. — Bien des traces laissées par eux sont des preuves indéniables. M. le Dr Koujel, médecin en chef du département de Roudnik, dit avoir vu aux bains de Iochanitza un établissement hammam du temps des Romains. « Que les Romains même, dit Em. Lindermaïer (1), en parlant de la *Soko-Bagna*, possédaient ici des bains, cela est hors de tout doute, puisque les hommes d'art ont trouvé des traces de l'architecture romaine dans une partie de l'établissement qui existe encore. » On a trouvé, l'année dernière, à proximité de l'établissement des *Bains-de-Wragna*, des menues monnaies, à l'effigie de l'empereur Constantin, du IVe siècle.

Les traces laissées par les Turcs abondent. Tout ceci prouve que l'action curative de certaines stations d'eaux minérales a été connue des plus anciens habitants de la presqu'île balkanique. Malheureusement l'écroulement de l'Empire serbe en 1389 a fait oublier la renommée de nos eaux minérales.

2) ORIGINE DES EAUX MINÉRALES. — M. Jouïovitch, professeur à la Faculté des sciences de Belgrade, en trai-

____

(1) *Description des Eaux minérales en Serbie*, 1856.

tant la question des volcans en Serbie, dit ceci : « Il y a en Serbie encore un assez grand nombre d'endroits ouverts à travers lesquels la chaleur interne du globe terrestre arrive à la surface. Ce sont des endroits où se trouvent les sources minérales à haute température (1). »

Mais il y a aussi des sources minérales à basse température. Par conséquent, on peut dire que l'origine des eaux minérales en Serbie est double : *volcanique* et par *simple infiltration* d'eau atmosphérique.

La plupart des sources ne sont que la suite des anciens volcans éteints depuis très longtemps. Un petit nombre d'entre elles ont une origine non volcanique.

Nous pouvons, en effet, à l'appui de notre thèse, invoquer les preuves suivantes :

1) Le même savant professeur désigne comme ayant une origine volcanique, les sources de *Brestowatz*, des *Bains-de-Wragna* et de *Gamzigrade*. Jigmondi dit aussi que la température de l'eau de la source de *Soko-Bagna* provient de ce que l'eau passe à proximité des fentes des *trachites* dont est constituée la colline.

2) La haute température de ces sources en est encore une preuve d'une importance très grande. Ainsi la température des

Bains-de-Wragna atteint 90º C.
  — Iochanitza   —   98º C.
  — Brestowatz   —   40º C.
  — Wrntzi   — 36º,88 C.

(1) T. IX. Glasnik de l'Académie royale (p. 26).

3o Les stations de Wragna et de Iochanitza offrent au visiteur un spectacle curieux : on y voit s'élever de toutes les bouches une colonne de vapeur d'eau. Ceci est tellement frappant que le Dr Koujel n'a pas hésité à comparer les bains de Iochanitza au *Geysers* d'Islande, — Le matin, tant que la température diurne n'est pas encore élevée, on voit aussi de nombreuses colonnes de vapeur d'eau s'élever en l'air, à la station de Wragna, de sorte qu'on se croirait sur un terrain où un volcan est en pleine activité.

Enfin 4° toutes les sources à haute température se trouvent sur la même ligne que les anciens volcans.

3) GÉOLOGIE DES EAUX MINÉRALES. — En fait de géologie hydro-minérale nous avons à dire ce qui suit : à côté d'autres périodes géologiques représentées en Serbie, c'est surtout la période tertiaire qui domine. — D'ailleurs, en parlant de l'origine des eaux minérales (thermales) en Serbie, nous avons dit que la plupart ont pour origine de leur température l'action volcanique.— Elle a manifesté ses effets surtout pendant la période tertiaire, suivant M. le professeur Jouïovitch. — Donc, c'est la période tertiaire qu'on trouve dans la plupart des stations hydro-minérales.

Après avoir dit ces quelques mots, nous allons passer maintenant en revue les rochers que l'on rencontre dans les stations d'eaux minérales.

1o A la *station d'Arandjelowatz*, l'eau sort du terrain primitif constitué par des schistes cristallins. Par ci, par là, il est traversé par des roches granitoïdes (surtout la montagne de *Boukoulia*). Parmi les schistes cristallius on trouve du micaschiste et du gneiss.

2º *Station de Vrntzi :* repose sur les schistes cristallins, mais ses griffons sont aménagés dans les serpentines. Cependant, suivant M. le professeur *Kleritch*, les griffons sont creusés dans un cône de quartz.

3º *Bains de Brestowatz.* Les sources sortent des andésites et le terrain qui les entoure est constitué par des roches trachitoïdes.

4º *Bains de Wragna.* L'eau de cette station sort du bas d'une colline constituée par des roches de *granulites*, de micaschiste et de gneiss avec des roches éruptives de trachites. — La direction des roches éruptives et cristallines est nord-sud (analyse des eaux minérales par M. Lozanitch p. 37). Sur la carte géologique de M. Jouïovitch le terrain est représenté comme constitué des roches trachitoïdes.

5º *Bains de Ribari.* L'eau sort d'une colline constituée par des schistes cristallins, et le terrain de la place sur laquelle est située la station appartient à la période *néogène.*

6º *Station de Kowiliatcha.* Elle repose sur le terrain crétacé. Les couches sont constituées par du Lapore et Wapnatz.

M. Jouïovitch représente aussi ce terrain sur sa carte comme terrain crétacé.

7º *Soko-Bagna.* Nous y trouvons aussi des rochers crétacés. Sur la carte de M. Jouïovitch, la station repose sur la limite des terrains crétacé et néogène.

8ᵘ Bains de *Iochanitza* : roches de serpentine et roches granitoïdes.

4) Distribution des eaux minérales dans le pays. — Sur un territoire de 48.977 k. carrés se trouvent plus de 60 sources minérales. Et encore, nous ne garantissons pas de les mentionner toutes. Vu la petite surface du pays, on peut dire que les sources y sont très nombreuses. C'est là une preuve de plus que la Serbie a été autrefois le siège d'actions volcaniques.

Voici la répartition des sources, suivant les départements (1) :

Département de *Wragna* : Bains de *Wragna*.

Département de *Kragoujewatz* : station d'*Arandjelowatz*.

Département de *Krouchewatz* : station de *Vrntzi* : *Bains de Ribari.*— Lomnitza ; — Trebotigna ; — Tchitlouk ; — Slatina ; — Maïdevo ; Sezemtcha.

Département de *Morava* : *Slana-voda* (village Dragimirowatz) ; — Jitovatz (village Miliva).

Département *Podrinski* : station de *Kowiliatcha* ; — Badagna ; — Lognina ; — Jarkovatz ; — Korita.

Département *Podounavski* : Vichgnitza 15° R ; — Kaloudjeritza 20° R ; — Tapawatz (Ripagne) ; — Darossava ; — Krouchevitza ; — Progoréotzi ; — Smoutekowatz ; — *Palanka.*

Département de *Pojarewatz* : *Vezitchevo* ; — *Slatina* (Petrovatz) ; — Kissela Voda (Zvijd).

____

(1) Pour permettre de se rendre un compte plus exact, nous ajoutons une carte géographique à la fin de notre thèse.

Département de *Roudnik :* Bains de *Iochanitza* T. 76 à 78° R ; — *Ovtcharska-Bagna* 29 à 30° R ; — Borodik ; — Brdjani ; — Jaotchani ; — Kotraja ; — Bogoutovatz ; — Konarevo ; — Trnava ; — Lopatnitza ; — Stoudenitza ; — Guosdena voda (eau ferrugineuse) Kopaonik.

Département de *Timok : Soko-Bagna* ou bains d'Alecksinatz ; — Roudischté ; — Nichevatz 1° 11° R ; Lipnitza.

Département de *Toplitza : Bagaa-de-Nich* T. 30° R ; — Bagnitza ; — Banga siarinska ; — Loukovo T. 55° R ; — Bagna de Kourchoumlia.

Département d'*Oujitze :* Priliké ; — Bioska ; — Loubicha ; — Doubnitza.

Département de *Tzrna-Reka : Bains de Brestowatz ;* — Bagnitza (1) ; — Nikolitchevo ; — Charbanovatz ; — Gamzigrade ; — Jarkovo.

Remarque : Comme on le voit, sur 15 départements, il n'y en a que trois qui ne possèdent pas de sources minérales. Ce sont les départements de Valievo, de Pirot et de Kraïna.

5) TEMPÉRATURE. — La température des eaux minérales en Serbie est très variée. Il y a une graduation incessante à partir des sources froides jusqu'aux sources les plus chaudes en Europe. Il n'est pas sans utilité de dire immédiatement quel profit immense peut en retirer la médication balnéo-thérapeutique. Tout le monde sait

----

(1) Un de nos plus estimés savants, le Dr Pantchitch, compare Bagnitza à *Karlsbad.* Nul n'a jusqu'ici vérifié l'assertion de ce docteur.

que la température bien variée tient une place très importante dans le traitement par les eaux minérales. Une des diathèses : le rhumatisme, si riche dans ses conséquences fâcheuses, pour la santé, est justement de son ressort. Ceci dit, voici la température des stations principales et de leurs sources :

La température de la :

Station d'Arandjelowatz varie de 13º à 15º C.
Station de *Vrntzi*............... 16º à 36º 2 C.
Bains de Brestowatz......... 22º à 39º 8 C.
Bains de Wragna............ 16 à 90º C.
Bains de Iochanitza........... 96º C.
Station de *Kowiliatcha*........ 19, 5º C. à 20 9º C.
Bains de Ribari.............. 16, 2º C. à 38 7º C.
Soko-Bagna .... 38, 5º C.-etc.

En comparant ce tableau de température avec la classification des eaux minérales en général exposée dans la première partie, nous voyons qu'il n'y a qu'une seule station, celle d'Arandjelowatz, dont toutes les sources appartiennent à la classe des eaux froides. Et en effet nous avons déjà dit que cette station n'est pas d'origine volcanique. — Toutes les autres eaux possèdent des sources à température graduée. Suivant la classification adoptée, nous avons :

1º Eaux froides : station d'Arandjelowatz, toutes les sources ; — Station de Vrntzi, une source; — Bains de Wragna, une source; — Station de Kowiliatcha, deux sources; — Bains de Ribari, deux sources.

2° Eaux tièdes : Bains de Brestowatz, 1 source ; — Station de Kowiliatcha, 3 sources.

3° Eaux chaudes : Bains de Brestowatz, 3 sources; — Station de Vrntzi, une source; — Bains de Ribari, une source.

4° Eaux très chaudes : Station de Vrntzi, une source; — Bains de Brestowatz, toutes les autres sources; — Bains de Ribari toutes les autres sources ; — Soko-Bagna, une source.

5° Eaux à température excessive : Bains de Wragna, 7 sources; — Bains de Iochanitza, une source.

Il n'y a guère qu'une ou deux stations en Europe dont la température soit supérieure à celle des bains de Wragna et de Iochanitza. D'ailleurs ce n'est là qu'une conséquence logique de leur origine volcanique. Encore un dernier mot ; grâce à la communication de M. Klé-ritch, professeur à la faculté des sciences de Belgrade, sur la température des principales stations, prise il y a plus de dix ans, nous pouvons affirmer que la température est presque constante. C'est à peine s'il y a une différence d'un degré entre la température prise par M. Kléritch et celle de l'an dernier. A ce point de vue, c'est la station de Kowiliatcha dont la température varie le plus. Si le captage de l'eau était bien fait, il est fort probable que cette différence même n'existerait pas.

Nous sommes persuadé au contraire que si le captage était fait sous de bonnes conditions, la température de la station de Kowiliatcha, des bains de Brestowatz, de Ribari et de la station de Vrntzi devrait être supérieure à celle que nous donnons ci-dessus. Non seulement la température, mais la minéralisation de ces eaux a subi une grande atténuation à cause du mélange d'eau douce avec de l'eau minérale. Nous reviendrons sur ce sujet, quand nous parlerons des analyses chimiques.

6º Classification des eaux minérales en Serbie. — Ici, comme dans la seconde subdivision de notre étude, nous ne pouvons nous occuper de toutes les sources minérales, étant donné : 1º qu'il n'existe d'analyse chimique que d'un petit nombre de sources et 2º les autres sources ne sont pas utilisées.

I. — Sulfurées

1º Sulfurées sodiques — a) Station de *Kowiliatcha :* 2 sources : chaude et froide.

b). Charbanowatz.

2º Sulfurées sodiques et silicatées : *Bains de Ribari.*

3º Sulfurées sulfatées mixtes : *Bains de Brestowatz.*

II. — Bicarbonatées

1º Bicarbonatées sodiques — a) Station de *Vrntzi,* avec toutes ses sources.

b) Station d'*Arandjelowatz,* sources : Prince-Miloche, Ancien bain et Talpara (1).

2º Bicarbonatées mixtes : *Kissela-voda à Palanka* (2).

---

(1) Quant à la source du « Prince-Michel », nous croyons devoir la rattacher à la classe des ferrugineuses. Elle est réputée comme telle dans le pays. En réalité, elle contient 0,01 d'hydrate de fer.

(2) Source qui n'appartient pas à l'État et qui n'est pas encore exploitée.

III. — **Sulfatées**

Bicarbonatées sulfatées sodiques : *Bains de Wragna* avec toutes ses sources.

IV. — **Ferrugineuses**

1° Station de *Kowiliatcha :* source ferrugineuse.
2° Station d'*Arandjelowatz :* source du « Prince-Michel ».
Il y en a d'autres qui ne sont pas utilisées.

V. — **Indéterminées**

1° Indéterminée à faible minéralisation : *Soko-Bagna*
2° Indéterminées simples — a). *Bains de Iochanitza.*
b). *Nischka-Bagna.*

Deuxième subdivision

Stations

1. — Station de Kowiliatcha

Altitude : 150 m. — *Température :* 19°5 C. à 29°9 C.

Les sources de cette station sont situées au bas de la montagne *Goutchevo*, sur la rive droite de la Drina, à trois quarts d'heure de la ville de Loznitza, département de la Drina (Podrinski), district de Iadar.

Son action curative a été découverte par les habitants de la localité. Elle a été réputée dans le pays, propre à combattre la gale.

Les paysans soignaient leurs chevaux par la boue avant de l'appliquer aux maladies de la peau sur eux-mêmes. Ce n'est qu'en 1847 que cette eau passa dans les mains de l'État. Depuis, elle a beaucoup progressé dans son développement.

Ce qui est remarquable, c'est que cette station contient des sources de deux ordres : sources sulfureuses proprement dites et sources ferrugineuses.

Il y a plusieurs sources dans la station. Leur nombre n'est pas limité pour une bonne raison, c'est que le captage est tout à fait primitif. On a créé une source là où l'eau a vu le jour.

Sans compter celles qui ne sont pas encore employées, il y en a 5 utilisées jusqu'à présent, dont 2 sulfureuses proprement dites ; 2 ferrugineuses ; 1 sulfuro-ferrugineuse.

Ces sources ne portent pas de nom spécial. Leur désignation provient de leur composition. Ainsi nous avons :

1° *Source sulfureuse chaude.* — Température: 29°9 C.

2° *Source sulfureuse froide.* — Température: 19°5 C.

3° *Source ferrugineuse* employée pour les bains. — Température : ?

4° *Source ferrugineuse* employée en boisson. — Température : ?

5° *Source sulfuro-ferrugineuse* employée pour les bains. — Température : ?

Analyse chimique. — Nous donnerons ici l'analyse chimique des sources 1, 2 et 4. Ainsi nous avons

1° SOURCE SULFUREUSE CHAUDE (1)

Température : 29°9 C.

Poids spécifique?

Residu sec extrait d'un litre d'eau. — 0gr.908.

Un litre d'eau contient :

Potassium K	0gr.	0154
Sodium Na	0	1816
Calcium Ca	0	0976
Magnésium Mg	0	0372
Oxyde de fer et d'aluminium Al^2O^3	0	0722
Acide silicique $Si O^3$	0	0310
Acide sulfurique SO^4	0	0166
Chlore Cl	0	1450
Acide carbonique CO^3	0	9590
En tout	1	5546

(1) M. Iovitchitch.

Ici, nous n'avons qu'une analyse fort incomplète sur laquelle nous reviendrons plus tard. — C'est une analyse des éléments.

2° Source sulfureuse froide (1)

Température : 19°5 C.

Résidu sec obtenu d'un litre d'eau. — 0.9048.

1000 grammes d'eau contiennent :

Potassium K..........................	0.01237
Sodium Na	0.18100
Calcium Ca..........................	0.10944
Magnesium Mg......................	0.04108
Oxyde de fer d'aluminium Fe^2O^3 et Al^2O^3.	0.01100
Acide silicique Si, O^3..................	0.03040
Acide sulfurique SO^4.................	0.01079
Chlore Cl...........................	0.14200
Acide carbonique CO^3................	0.96567
Somme d'éléments........	1.50375

Composés :

Chlorure de sodium Na Cl............	0.22859
Chlorure de potassium K. Cl..........	0.00688
Sulfate de potassium K^2SO^4............	0.01956
Sulfate de sodium Na^2SO^4............	0.04617
Carbonate de sodium Na^3CO^3..........	0.17365
Carbonate de calcium Ca CO^3.........	0.27360
Carbonate de magnésie Mg. CO^3.......	0.14378

(1) Analyse faite en 1886 par M. Lozanitch, professeur à la Faculté des sciences de Belgrade.

Oxyde de fer et d'aluminium $Fe^2O^3Ac^2O^3$.	0.01100
Somme de composés fixes.............	0.90323
Acide carbonique à l'état de bicarb.....	0.36515
Acide carbonique libre...............	0.23537
En tout.................	1.50375

Remarque. Avant d'aller plus loin, nous tenons à dire immédiatement que nous n'attachons pas une grande importance aux deux analyses. En voici les raisons :

a) En regardant ces analyses, on dirait que cette eau appartient à un autre groupe et non aux eaux sulfurées sodiques.

b) L'analyse n'a été poursuivie que pour un certain nombre d'éléments.

c) L'analyse des gaz n'a pas été faite, autrement on y aurait trouvé sûrement de l'hydrogène sulfuré (H^2S). Vu les propriétés thérapeutiques de cette eau, il est fort probable qu'il y a aussi de l'azote, de l'iode et peut-être du brome. Il est fort regrettable qu'on n'ait pas cherché ces éléments.

La présence de l'hydrogène sulfuré est incontestable. Bien que l'odeur d'œuf pourri qu'on sent à plusieurs centaines de mètres de l'établissement, soit une preuve presque suffisante (1), les propriétés

---

(1) L'hydrogène sulfuré lui a valu d'ailleurs le nom de « *Smrdan-Bara* » donné par les habitants de la localité. Smrdan-bara veut dire endroit répandant une mauvaise odeur. D'ailleurs la station est plus connue dans le pays sous ce nom.

physiques en sont aussi une preuve. Nous y reviendrons.

Emploi de l'eau sulfureuse. La première de ces deux sources est employée uniquement pour les bains. Comme toute installation, on y voit une *piscine* assez grande, divisée en plusieurs compartiments. Au milieu de la piscine se trouve l'orifice de la source. Cette source alimente aussi la boue.

La seconde source est employée uniquement en boisson.

Propriétés physiques. L'eau prise à la source même est transparente. Peu de temps après, elle s'altère en changeant sa couleur bleuâtre. Elle devient laiteuse par suite de la décomposition au contact de l'air du sulfure de sodium ainsi que de l'hydrogène sulfuré.

Pour cette raison aussi l'eau dans la piscine paraît blanchâtre, laiteuse au bout de peu de temps. A la surface, il se dépose une pellicule de soufre mis en liberté. On y trouve aussi des grains et des masses plus grosses de soufre en nature.

Y a-t-il des êtres organisés et lesquels ? Nous ne pouvons rien dire, n'ayant pas examiné cette eau à ce point de vue.

L'odeur et la saveur sont celles de toutes les eaux sulfureuses, c'est-à-dire celles de l'hydrogène sulfuré (de l'œuf pourri). La saveur est tellement désagréable qu'elle est la cause d'une grande répugnance pour certains malades.

Au toucher, elle est douce. La température connue, nous l'avons déjà vu de la première source monte à

29,9° C. Celle de la seconde source est de 19,5° C. A la surface de l'eau éclatent un grand nombre de bulles de gaz qui sont constituées par l'hydrogène sulfuré et peut-être aussi par l'acide carbonique.

L'abondance de ces deux sources n'est pas déterminée.

Propriétés physiologiques. Ce sont celles de toutes les eaux du même genre. L'eau sulfurée de Kowiliatcha étant prise à l'intérieur (source froide) et à l'extérieur sous forme de bains (source tiède) exerce son action excitante sur tous les organes de l'économie. — Son action excitante est très manifeste sur la peau et les muqueuses. Au début, il y a une exagération d'un état morbide torpide, qui, après quatre à cinq jours cède et fait place à la marche vers la guérison ou l'amélioration.

Très fréquemment, les malades sont épouvantés par des éruptions de la peau après un certain nombre de bains. Les sécrétiens en général sont augmentées. En petite quantité, cette eau est constipante, mais prise en quantité plus grande, elle est laxative et même purgative. Mais il résulte des observations des médecins de la station, citées dans les rapports adressés au ministre de l'intérieur, que son action excitante est la plus manifeste sur les parties malades à l'état torpide. Voici ce que dit M. le docteur Koujel en parlant d'une articulation malade. « *Le processus passe de l'état torpide à l'état aigu; l'articulation devient plus volumineuse, chaude et très douloureuse* ». Nous avons eu l'occasion nousmême de constater cet effet physiologique plusieurs fois. Les malades en sont très souvent effrayés et quittent la station. Ici on observe aussi ce qu'on appelle la fièvre thermale et la poussée.

L'action de l'eau sulfureuse de Kowiliatcha est non seulement excitante, mais aussi fortifiante et reconstituante.

Effets thérapeutiques. M. le Dr Koujel, médecin en chef du département de Roudnik m'écrit dans une lettre : « J'ai vu des cas de guérison *surprenante* et *inattendue.*» Nous étions aussi à même pendant notre séjour à cette station en 1891 de voir de bons effets curatifs que produit cette eau sur plusieurs états morbides. Seulement, il nous sera, à notre grand regret, impossible de citer des observations prises à la station par la faute du médecin de l'endroit.

Dans cette station sont soignées les maladies les plus variées. Cela provient fort probablement de ce que cette eau contient des agents curatifs très variés. En effet, elle contient de l'*hydrogène sulfuré* (H_2S) dont l'action bienfaisante sur les poumons et les muqueuses est bien connue.

Du *soufre* soit à l'état de combinaison, soit à l'état libre, est répandu en fines particules dans l'eau et lui donne cet aspect laiteux. Son action sur la peau et certaines de ses maladies n'est ignorée de personne.

La source froide contient aussi en quantité notable du *chlorure de sodium* (NaCl) *0 gr. 22859,* dont les effets salutaires se font sentir surtout sur l'état général, sur la composition du sang et des humeurs de l'économie en général. Elle contient aussi de l'*oxyde de fer et d'aluminum* 0 gr. 01100 qui agissent aussi sur le sang et par lui sur l'organisme tout entier en le fortifiant. Enfin, ils sont non moins dignes de remarque : *l'acide carbonique* et les *carbonates mixtes,* qui exercent leur action sur les maladies de l'estomac, surtout les états dyspeptiques accompagnant tant d'états morbides.

La température de la source chaude, employée uniquement pour les bains, intervient-elle aussi dans une certaine mesure, quoique son effet spécifique soit assez faible, étant donné qu'elle ne dépasse pas 30° C.

En règle générale, nous pouvons dire que l'action thérapeutique se fait de la façon suivante : *tout état morbide et torpide est aggravé au début pour entrer ensuite dans la voie de la guérison ou au moins de l'amélioration.* — Chaque agent produit ses effets et l'ensemble de leur action conduit vers la guérison.

Ainsi, on a remarqué que certains états morbides des poumons : bronchites de toutes formes, emphysème, asthme, les reliquats de la pleurésie, etc., sont influencés très favorablement. Il y a au début une augmentation dans la quantité des sécrétions pulmonaires; le crachat est plus abondant. La respiration devient plus libre et plus facile. — Les malades se sentent moins oppressés.

L'anémie et la débilité de toute espèce, surtout l'état cachectique, consécutif aux fièvres intermittentes du pays sont en peu de temps très améliorées sinon tout à fait guéries.

Mais l'action presque spécifique de cette station porte surtout sur *le processus scrofuleux,* la scrofule.

Plus de la moitié des malades qui fréquentent cette eau, appartient à cette diathèse. — C'est aussi à propos de cette maladie, que M. le Dr Koujel a vu des cas de guérison inattendne. — Et, en effet, les malades arrivent dans la station avec des engorgements ganglionnaires très prononcés, et après un mois de traitement on ne les reconnaît plus, tant la tuméfaction ganglionnaire a perdu de son volume. La disparition des ganglions tuberculeux s'opère de deux façons : 1º par résolution dans le cas où les ganglions ne sont pas arrivés à la période de ramollissement ; 2º par la suppuration dans le cas opposé.

Le même effet *s'observe* dans le cas de tuméfaction des articulations. L'articulation augmente de volume, devient luisante (la peau), douloureuse et très chaude avec un mouvement fébrile. — Puis, après 3 ou 4 jours, la douleur se calme, la rougeur disparaît et la température tombe. La terminaison est double : si le processus morbide (exp. une tumeur blanche, une carie osseuse etc.) est avancé, la suppuration est non seulement imminente, mais encore accélérée ; dans le cas contraire, la guérison est la règle.

Quant aux affections de la peau, la plupart sont très favorablement influencées par les eaux de Kowiliatcha.

Cette eau a aussi un effet cicatrisant des plaies. Sa première application a porté justement sur ce sujet. Nous avons pu nous même constater les bons effets de cette eau sur les plaies de toutes espèces et surtout sur les plaies variqueuses (ulcères, gommes tuberculeuses et caries) et *syphilitiques* (période tertiaire).

Ne pouvant plus nous étendre sur ce sujet, nous résumons les effets thérapeutiques de *l'eau sulfureuse* de Koviliatcha.

. Trois sortes d'affections sont justiciables du traitement par cette eau :

1) L'ancienne strume, scrofule ou diathèse tuberculeuse locale.

2) Maladies de la peau à l'état torpide ou d'ancienne date.

3) Plaies de toutes sortes.

Avant de passer aux indications et contre indications, nous allons faire brièvement l'étude des autres sources d'autant plus que leurs effets sont très souvent associés à ceux de l'eau sulfureuse.

3° SOURCES FERRUGINEUSES

Elles sont au nombre de deux : l'une est employée uniquement comme boisson, l'autre alimente une piscine qui sert de bains.

a) *Source ferrugineuse employée comme boisson.*
Température ?

L'eau de cette source est claire, transparente, sans odeur; la saveur ferrugineuse est légèrement aciduleuse à cause de l'acide carbonique à l'état libre. — Le long du ruisseau et devant la fontaine, on constate un dépôt de couleur jaune rougeâtre due à l'oxyde de fer. Si l'eau reste longtemps exposée à l'air ou enfermée dans des bouteilles on y voit aussi se déposer des grains colorés en jaune-rouge. Les malades en boivent volontiers.

ANALYSE CHIMIQUE

Source ferrugineuse

Poids spécifique à 16° R	0.00113

1.000 grammes d'eau contiennent :

Potassium K.	0.01220
Sodium Na.	0.17010
Calcium Ca.	0.11080
Mag Mg.	0.03960
Fer, Fe	0.00855
Oxyde d'aluminium AL^{2}O^3.	0.06219
Acide silicique Si O^5	0.03550
Acide sulfurique SO^4	0.00019
Chlore Cl	0.12420
Acide carboniqne CO^5.	0.97336
Somme d'éléments.	1.53669

Composés :

Chlorure de potassium Kcl.	0.02302
Sulf. de Potassium K^{2}So^4.	0.00034
Chlorure de sodium NaCl.	0.18659
Carb. de sodium NaCo^3	0.17340
Silicate de sodium Na^{2}SiO^5	0.05699
Carbonate de Calcium Ca CO^5	0.27700
Carbonate de magnésie Mg CO^3. . . .	0.13860
Carbonate de fer Fe CO^3.	0.01771
Oxyde d'aluminium Al^2 O^3	0.06219
Somme de composés fixes	0.93584
Acide carbonique à l'état de bicarb.	0.37251
Acide carbonique à l'état libre.	0.22834
Somme de tous les composés . . .	1.53669

D'après cette analyse, on voit que cette eau est ferrugineuse. A côté du carbonate de fer, nous trouvons comme agents les plus remarquables : *chlorure de sodium* et carbonates mixtes de sodium, de calcium et de magnésium. Enfin l'acide carbonique s'y trouve à l'état de bicarbonate et à l'état libre. Par conséquent, la digestion du fer est largement facilitée.

Les *effets physiologiques* de cette source sont ceux de toutes les eaux ferrugineuses. Personne n'ignore quel rôle joue le fer dans la régénération des globules rouges et la respiration des tissus. C'est un élément constituant des globules rouges et le véhicule de l'oxygène.

Le chlorure de sodium est un reconstituant en ce qu'il agit sur le sérum sanguin. Le carbonate de sodium est aussi un élément nécessaire à l'absorption et à la dissolution des éléments du sang. Le carbonate de calcium est un calmant ainsi que l'acide carbonique des états névralgiques de l'estomac, et par conséquent augmentent sa tolérance pour le fer.

Effets thérapeutiques. L'application de l'eau de cette source découle très nettement de ce que nous venons de dire sur sa composition. L'anémie de tout genre est de son ressort. Combien d'anémiques ont trouvé un soulagement ou une guérison dans cette station ? Nous y reviendrons à propos des indications. La débilité de tout genre trouvera également ici un remède efficace.

4° *La source ferrugineuse employée en bains* ne présente rien de particulier. Elle possède les mêmes propriétés physiques que la source précédente. L'acide carbonique s'y trouve en grande quantité.

L'analyse chimique de cette eau n'est pas faite.

Elle est employée en bains comme auxiliaire de la médication tonique par la source précédente.

5° SOURCE SULFURO-FERRUGINEUSE.

L'eau est claire et transparente. Au fond de la piscine se trouve un dépôt de poudre à granules fins, de couleur noire. C'est le fer réduit par l'hydrogène sulfuré. Elle possède les propriétés physiques des eaux sulfureuses et ferrugineuses à la fois. Il n'y a pas d'analyse chimique. Elle est uniquement employée en bains.

La Boue minérale.

A côté des sources que nous avons énumérées plus haut, nous trouvons dans cette station une *boue* minérale à laquelle on attache une grande importance.

La préparation de cette boue est tout à fait naturelle. Elle se forme dans un conduit creusé dans la terre, par où passe de l'eau sulfureuse. Donc, ici il n'y a rien d'artificiel.

Cette boue est d'une couleur noire, très grasse et donne aux doigts la sensation d'une masse onctueuse. Nous ne connaissons pas sa température qui est très proche de celle du bain sulfureux de l'établissement. Il n'y a pas d'analyse chimique non plus.

Nous sommes persuadé que si l'on préparait cette boue comme on le fait à Dax, Barbotan, St-Amand et Franzesbad, elle pourrait être d'une grande utilité dans le traitement local d'un grand nombre de maladies locales.

D'ailleurs, les malades mêmes attachent une grande importance à cette boue minérale.

Elle est appliquée sous forme de topique dans plusieurs affections et notamment dans *l'engorgement* ganglionnaire, dans les tumeurs blanches au début, dans les arthrites chroniques déformantes, dans les contractures, dans les plaies, etc.

Les effets thérapeutiques sont excellents. Une grande part dans le succès obtenu par le traitement à Kowiliatcha revient incontestablement à ce topique. D'ailleurs, il est facile de comprendre que la boue minérale appliquée localement peut être un bon adjuvant, puisqu'elle contient tous les éléments de l'eau minérale à concentration plus grande.

Son action principale est résolutive.

Indications et contre-indications. — Il résulte de cette eau qu'on peut traiter les maladies de trois façons.

a) Par l'eau sulfureuse employée en bains et en boissons;

b) Par l'eau ferrugineuse ordonnée aussi en bains et en boissons;

c) Par la boue minérale comme topique. D'après ce double ou même triple moyen de traitement, il est clair que les indications doivent être nombreuses et variées.

Avant d'énumérer les maladies qui sont du ressort de

cette station, nous jugeons utile de donner ici sous forme d'un tableau la statistique des maladies traitées en 1888, 1889 et 1890.. La voici :

Année 1888.

Le nombre total de malades soignés à cette station est de 619.

Les 619 cas sont répartis de la manière suivante :

Maladies	Nombre de cas,	Guérison ou améliorations,	Insuccés
Habitus scrofuleux...	140	 127	 13
Rhum. art. et muscul.	101	.... ?	.... ?
Anémie..............	91	 80	.... ?
Adénite tuberc. sup-purée.............	40	 40	.... ?
Arthrites chroniques et suppurées.........	16	.... ?	.... ?
Arthrite chronique non suppurée..........	22	 22	.... ?
Maladies de la peau...	14	 14	.... ?
Carie des os.........	20	 8	 12
Affections oculaires scrofuleuses........	11	 9	.... ?
Coxalgies avancées ou terminées..........	9	... ?	.... ?
Contractures des mem-bres..............	3	 3	.... ?
Syphilides tertiaires...	8	 8	.... ?
Diverses autres mala-dies...............	134	.... ?	.... ?

Année 1889.

Nombre des malades 657.

Habitus scrofuleux...	228	
Rhum. art. et muscul.	159	
Anémie.............	45	Résultat inconnu par
Syphilis...........	23	suite du changement
Plaies.............	25	de médecin.
Maladies cut........	15	
Autres maladies.... .	162	
En tout........	657	

Année 1890.

Nombre dss malades 651

Scrofulose...........	169	Résultat non signalé
Rhum. art. et mus.....	80	dans le rapport au mi-
Syphilides...........	17	nistère de l'intérieur ni
Plaies..............	20	dans le livre d'inscrip-
Maladies cut.........	22	tion à la station.
Anémie.............	43	
Diverses autres maladies	300	Nous n'avons pas non
En tout.........	651	plus la statistique de l'année 1891.

Observation n° 1, (prise dans le service de M. Albert Robin, Pitié).

Mlle V.... couchée au n° 8 de la salle Lorain, âgée de 20 ans, est entrée à l'hôpital le 18 juin 1892.

Antécédents héréditaires et antécédents personnels ne présentent rien de particulier. La malade se plaint principalement d'un état de faiblesse générale. Elle se fatigue très vite et très facilement Mange très peu, mais, d'après ce qu'elle dit, elle digère bien.

Les téguments ainsi que les muqueuses conjonctivale et labiale
sont pâles et décolorés. Après de grandes fatigues dans la journée ses jambes enflent le soir.

Troubles cardiaques et circulatoires : souffle anémique à la base
du cœur et au niveau de l'artère pulmonaire. Souffle très intense
au niveau des deux jugulaires.

Troubles nerveux : palpitations cardiaques et vertiges.

Troubles génitaux-urinaires : règles viennent fréquemment et
irrégulièrement ; durent 5 à 6 jours. — Pertes blanches abondantes. *Urine :* ni sucre ni albumine ; l'aspect et la coloration sont
normales.

Diagnostic établi par M. Albert Robin est : *chlorose.*

Le traitement fut institué le 16 juin. Poids du corps du 16 juin
est de 50 kilogr. La malade a suivi le traitement jusqu'au
4 juillet 1891.

M. Albert Robin, jugeant le moment opportun pour ordonner
le traitement par les eaux ferrugineuses, a bien voulu nous autoriser à donner à la malade de l'eau ferrugineuse (« source ferrugineuse ») de Kowiliatcha (Serbie).

Le 4 juillet. Les troubles ci-dessus cités persistent encore, quoique notablement diminués. La peau et les muqueuses sont encore
décolorées. Vertiges et palpitations moins fréquents ; souffle à la
base du cœur persiste ainsi que le souffle perçu aux deux jugulaires qui est très intense. Malade se sent encore faible. Pertes
blanches persistent encore. Appétit meilleur, mais elle ne peut pas
manger de la viande. Poids du corps : 52 kilos. 500 grammes.

Analyse de l'urine :

Coloration .... normale.
Réaction......... acide.
Densité .... 1014.

	Par 24 heures		Par litre	
Quantité..................	450 g.		1000 g.	
Phosphates	0	71	1 g.	58
Urée......................	6	46	14	36
Azote de l'urée.............	2	99	6	70
Azote total................	3	96	8	80
Coefficient d'oxydation.......			0	76
Azote incomplètement oxydé.			2	10
Matériaux solides............	18	90	42	»
Matériaux fixes.............	9	»	20	»

	Par 24 heures		Par litre	
Matériaux organiques	9	90	22	»
Matériaux ternaires			1	13
Sucre			pas.	
Albumine			pas.	

Tel était l'état de la malade quand nous l'avons prise.

Traitement par la source ferrugineuse de Kowiliatcha fut institué le 5 juillet :

1° Quatre verres d'eau par jour.

2° Régime : pain, viande et légumes secs.

Le 6 juillet, quantité d'urine : 1250 grammes.

    7 —   —   1750   —

    8 —   —   1550   —

    9 — poids du corps :   54 kilogrammes.

  10 — quantité d'urine : 1900 grammes.

  11 —   —   1200   —

  12 —   —   1500   —

13 Malade quitta le service sans nous prévenir, c'est pourquoi
nous n'avons pu refaire ni analyse du suc gastrique ni celle de
l'urine.

Résultat obtenu jusqu'ici est le suivant : état général est amélioré ; l'appétit est meilleur, la quantité d'urine est allée en
augmentant. (Observation incomplète.)

Observation n° 2. — Chlorose consécutive à la dyspepsie hypochlorhydrique avec fermentations secondaires. (Observation prise
dans le service de M. Albert Robin, hôpital de la Pitié.)

Mlle J... A., âgée de 18 ans, femme de chambre, est entrée le
18 mai 1892, salle Lorain, n° 9.

Antécédents héréditaires. — Sont nuls.

Antécédents personnels. — Malade dit avoir joui toujours d'une
bonne santé. Elle a été réglée à l'âge de 13 ans. Ce n'est qu'en arrivant à Paris le 2 septembre 1891 qu'elle commença à perdre ses
forces, à maigrir et à se porter mal en général. Voyant son état
s'aggraver de jour en jour, elle se décida à entrer à l'hôpital.

État actuel. — Les téguments et les muqueuses conjonctivale et
labiale sont décolorés et pâles. Malade dit avoir maigri beaucoup
depuis quelque temps. En ce moment elle se plaint principalement
de troubles gastriques, de fatigue, d'essoufflements, etc. En effet
nous relevons dans son état les troubles suivants :

Troubles gastro-intestinaux.— Digestion longue et pénible, malade mange peu ; une heure après le repas elle a des renvois, pas de balonnement du ventre, non plus de diarrhée. Elle ne peut pas supporter de la viande, mais aime bien la salade et le vinaigre.

Troubles génitaux urinaires. — Pas bien réglée ; règles en petite quantité et d'une durée de trois jours. Pertes blanches peu abondantes.

Troubles cardiaques et respiratoires. — Souffle systolique doux et prolongé à la base du cœur et au niveau de l'artère pulmonaire. Souffle très intense au niveau des veines jugulaires. Essoufflement au moindre effort, accompagné de palpitations cardiaques très pénibles pour la malade.

Troubles nerveux. — Vertiges, surtout le matin. Malade est devenue plus irritable qu'à l'ordinaire.

Urines. — Pas d'albumine, urohématine en grande quantité.

Diagnostic porté par M. Robin Albert, est celui de chlorose consécutive à une dyspepsie hypochlorhydrique avec fermentations secondaires.

Le traitement, en conséquence, fut institué et la malade l'a suivi jusqu'au 21 juin 1892. A ce moment la malade allant mieux notablement, M. Albert Robin jugea le moment propre pour remplacer le traitement précédent par le traitement par les eaux ferrugineuses, il a bien voulu nous autoriser à essayer l'eau minérale de la *source ferrugineuse* de *Kowiliatcha* (Serbie).

Précédemment M. Vesignié, chef du laboratoire chimique de M. Albert Robin, a fait l'examen du sang et il a trouvé qu'un centimètre cube contenait 2573000 globules rouges ; et qu'il y avait seulement 70 gr. d'hémoglobine par litre.

Nous avons pris la malade le 22 juin 1892.

La malade, quoique allant beaucoup mieux, présente en ce moment encore une décoloration des téguments, de la conjonctive et de la muqueuse labiale. Elle se plaint encore des troubles suivants :

Troubles gastro-intestinaux. — Persistent encore mais à un degré moins prononcé.

Troubles génito-urinaires.—Règles sont encore irrégulières et peu abondantes ; pertes blanches très peu abondantes.

Troubles circulatoires. — Souffle anémique à la base du cœur et au niveau de l'artère pulmonaire. Souffle intense au niveau des jugulaires.

Poids du corps : 48 kil. 500 gr.
Examen du suc gastrique :

Quantité.....................	52 cc.
Réaction....................	Acide.
Coloration..................	Normale.
Aspect......................	Normal.

Papier du Congo.........
Réactifs de Quinzbourg.. } Présence de l'acide chlorhydrique
 — de Boas......... } en faible quantité.
Violet de Paris...........

Réactif d'Uffelmann : présence de l'acide lactique.

Acide chlorhydrique combiné. — Quantité faible.

Albumine................	Pas de trace.
Mucus..................	Pas de trace.
Peptones................	Quantité notable.
Sucre...................	Grande quantité.
Amidon.................	Sous forme d'érythrodextrine.

L'analyse de l'urine :

Réaction................	Acide.
Densité.................	1012.

	Par 24 heures.	Par litre.
Quantité d'urine..........	1350 gr.	1000 gr.
Chlorure de sodium......	11 gr.	8 gr. 15
Phosphates.............	1,82	1 gr. 35
Urée...................	13,5	10 gr.
Azote de l'urée..........	6,29	4,66
Azote total.............	7,40	5,48
Matériaux solides........	35,00	26,00 gr.
Matériaux fixes..........	16,20	12,00 gr.
Matériaux organiques....	18,90	14,00 gr.
Le coefficient d'oxydation.	0,85	

Matériaux azotés incomplètement oxydés.....	1 gr. 94
Matériaux ternaires.........................	2 06
Azote incomplètement oxydé.................	0 82

Le traitement par la source ferrugineuse de Kowiliatcha fut institué le 25 juin 1892 :

1° Quatre verres d'eau ferrugineuse de Kowiliatcha ;
2° Régime : viande, pain et légumes secs.

Le 26 juin. quantité d'urine............	1,250 gr.
Le 27 — —	3,100
Le 28 — —	2,150 —

Le 29 juin, quantité d'urine............ 2,710 gr.
Le 30   —   —   .... 2,100 —
Le 1er juillet   —   .... 1,750 —

Malade supporte très bien l'eau ; en prend très volontiers ; l'appétit est très bon, digestion facile ; malade se sent plus forte ; une légère coloration rougeâtre des joues.

Le 2 juillet, quantité d'urine............ 2,000 gr.
Le 3   —   —   .... 2,900 —
Le 4   —   —   .... 1,350 —
Le 5   —   —   .... 1,600 —
Le 6   —   —   .... 1,700 —
Le 7   —   —   .... 3,400 —
Le 8   —   —   .... 2,100 —
Le 9   —   —   .... 2,350 —

Poids du corps : 51 kil. 500. Malade ayant quitté le service le 12 juillet, sans nous prévenir, nous n'avons pu faire ni examen du suc gastrique, ni analyse de l'urine. Résultat jusqu'ici : amélioration appréciable de l'état général, appétit meilleur, poids du corps augmenté en 14 jours de 3,000 grammes ; une polyurie légère. — (*Observation incomplète.*)

Ce qui précède nous indique assez clairement des indications de la médication par les eaux de Kowilatcha. Nous y trouvons en effet comme maladies prédominantes en nombre et le mieux influencées : la scrofule sous toutes ses formes, l'anémie, les adenites tuberculeuses et suppurées, des plaies de tout genre, des arthrites, des maladies cutanées etc. Cependant il **y a** aussi un grand nombre de rhumatisants, mais n'ayant aucune certitude d'une part, sur l'effet produit sur eux par cette eau, vu d'autre part, la basse température de cette eau, nous croyons que les rhumatisants se seraient trouvés infiniment mieux des eaux à température plus élevée.

Cette station est indiquée pour les maladies suivantes :

1) En premier lieu nous placerons :

M.   5

Les Diathèses : la scrofule et l'herpetisme avec toutes leurs manifestations.

2) Maladies de la peau : eczema, psoriasis à l'état chronique.

3) Engorgements des ganglions soit d'origine scrofuleuse soit consécutifs à des fièvres intermittentes du Pays.

4) Plaies sous toutes les formes.

5) Maladins des os : périostites, caries, tumeurs blanches des articulations au début, ostéomyélite, arthrites chroniques,

6) Maladies chirurgicales : suites des luxations ou des fractures, quoique ce groupe relève plutôt de la station de Ribari, de Wragna et de Brestowatz.

7) Maladies des voies aériennes : bronchites, catarrhe sous toutes les formes, maladies de l'arrière gorge, etc.

8) L'*anémie* et la *chloro-anémie* y trouveront également un médicament efficace.

9) Maladies des voies urinaires : principalement les catarrhes de la vessie.

Quant au Rhumatisme et à ses manifestations ainsi que la Syphilis à la seconde période, ils trouveront mieux leur place dans les stations de Ribari, de Wragna et de Brestowatz.

M. le Docteur Koujel constate aussi les heureux effets de l'action de cette eau sur certaines maladies du système nerveux : myelite au début, l'hystérie, la neurasthenie, l'ataxie locomotrice, etc. Nous ne pouvons, à ce sujet, rien affirmer de précis. Il nous semble que la station de Brestowatz convient mieux à ces maladies à cause de sa température plus variée.

Contre-indications. Elles sont peu nombreuses et se confondent avec celles de toutes les eaux minérales.

Tuberculose au début et à la fin, période de cavernes.

Maladies de l'estomac, qui sont infiniment mieux soignées à Vrntzi.

Cancer.

Diabète et *Albuminurie.*

Rhumatisme art. et musc. chronique, etc.

Un dernier mot sur cette station. — L'eau de cette station pourrait rendre beaucoup plus de services si l'on séparait les deux eaux ferrugineuse et sulfureuse. — Il faut y ajouter que l'aménagement de la station et la préparation de la boue minérale laissent beaucoup à désirer. — Le captage de l'eau doit être mieux fait, sinon les eaux minérales continueront à se mélanger avec de l'eau douce, et perdront ainsi de leur composition et de leurs effets curatifs. Il est aussi absolument nécessaire de refaire les analyses chimiques, d'analyser toutes les sources sur place et enfin de pousser plus loin l'analyse et dans différents sens.

II. — **Bains de Ribari.**

Altitude? — Température de 16,2 à 38,7º C.

On ne sait pas au juste à quelle époque remonte sa création. Ce dont on est certain, c'est qu'elle a existé avant le commencement de ce siècle. Son développement n'était guère favorisé dans la première moitié de ce siècle. Il faut en rechercher le motif dans les guerres continuelles des Turcs contre les Serbes qui luttaient pour leur affranchissement du joug ottoman. — On a fait quelques analyses qualitatives en 1831, 1835 et 1846 qui sont restées sans résultat. Cependant cette station a commencé à prospérer dans ces trente dernières années.

Cette source est située au bas d'une des branches de la haute montagne Iastrebatz; cette montagne est constituée par les schistes cristallins et le terrain de la place même de la station appartient à la période néogène. Elle se trouve dans le ressort de la commune de Ribari, distinct de la *Racina*, département de Krouchewatz.

Comme dans toutes les stations en Serbie, les sources sont nombreuses mais non captées ni utilisées. Nous voyons également ici l'eau jaillir en plusieurs endroits, mais il n'y a que trois sources qui aient trouvé une application médicale : la *source chaude*, la *source tiède* et la *source de la fontaine*.

1º La *source chaude* alimente le grand réservoir qui sert lui-même pour les bains. Cette source est très abondante. Elle donne en 24 heures au-delà de 55ᵐ c. 644. L'eau de cette source est uniquement employée en bains. Sa température est de 38,7° c.

2° La *source tiède* se trouve à droite de la précédente. Elle jaillit d'une fente de rocher. Sa température est de 30° C. Elle serait certainement supérieure si l'on isolait cette eau de l'eau douce qui se mêle avec elle. — Nous ne pouvons rien dire sur son abondance. Cette source n'est pas encore employée.

3° La *source de la fontaine* est située à gauche de la source chaude. — La température est de 16,2° C. Elle est abondante et employée uniquement en boisson. Nous rangeons cette eau parmi les *sulfurées sodiques silicatées*.

PROPRIÉTÉS PHYSIQUES DE L'EAU DE CETTE STATION. — Toutes les sources ayant le même aspect et les mêmes propriétés physiques, nous ne croyons pas devoir scinder leur étude.

L'eau est parfaitement claire et limpide. Sa coloration tire légèrement sur le jaune opalescent, à cause des altérations secondaires qu'elle subit au contact de l'air. — Elle répand une odeur très caractéristique. C'est celle de l'hydrogène sulfuré qui éclate à la surface de l'eau sous forme de bulles. Sa saveur est légèrement sulfureuse. Elle donne aux doigts la sensation d'une eau savonneuse ou de lessive, à cause des composés silicatés qui s'y trouvent à l'état soluble. — Sa température varie de 16°,2 C. à 38°,7 C., suivant les sources comme nous l'avons dit plus haut.

Propriétés chimiques. — Une des réactions les plus faciles à constater, c'est la combinaison de l'argent avec l'hydrogène sulfuré. Si on expose dans le bain une pièce en argent, on voit se former du sulfure d'argent coloré en noir. Voici l'analyse de cette eau faite par M. Lozanitch, professeur à la Faculté des sciences de Belgrade.

Température d'eau: 31º R.

Poids spécifique d'eau à 18º R. -- 1.000345.

Résidu sec fourni par un litre d'eau: 0 gr. 328.

Un litre d'eau contient :

Potassium K	0.0117
Sodium Na	0.1039
Magnésium Mg	0.0092
Oxyde de fer et d'aluminium Al²O³, Fe²O³.	0.0010
Acide silicique SiO³	0.0636
Acide sulfurique SO⁴	0.0843
Chlore Cl	0.0065
Acide carbonique CO³	0.0956
Hydrogène sulfuré H²S	0.0105
Somme d'éléments	0.3863

Composés :

Chlorure de potassium KCl	0.0136
Sulfate de potassium K²SO⁴	0.0103
Sulfate de sodium Na²SO⁴	0.1163
Silicate de sodium Na²SiO³	0.1021
Carbonate de sodium Na²CO³	0.0638
Carbonate de magnésie MgCO³	0.0322
Al²O³, Fe²O³	0.0010
Somme des composés fixes	0.3393
Acide carbonique à l'état libre et à l'état de bicarbonate	0.0365
Hydrogène sulfuré H² S	0.0103
En tout	0.3863

Il résulte de cette analyse que cette eau appartient à
la classe des sulfurées sodiques, contenant en plus du

silicate de sodium en quantité suffisamment remarquable par rapport à la minéralisation totale. — M. Lozanitch range cette eau parmi les sulfurées sodiques pures, tandis que nous y ajoutons encore le nom de *silicatées*.

Propriétés physiologiques. — Comme toutes les eaux de cette classe, l'eau minérale de Ribari est excitante. Les effets stimulants et irritants sont beaucoup plus prononcés que dans bien d'autres stations. — Les effets excitants de l'eau de Kowiliatcha sont certainement moins considérables. Cela tient à deux causes : d'une part à la composition de l'eau même ; et à la température élevée (38,7º C.), d'autre part. Ces effets se traduisent différemment suivant les organes. La peau et la muqueuse des voies aériennes sont les plus sensibles. Les médecins de cette station ont signalé plus d'une fois les effets de l'excitation générale, se traduisant par une augmentation de la tension artérielle, accélération du pouls et des mouvements respiratoires, au moins au début du traitement. Les effets physiologiques se traduisent du côté de la peau par une 1º *diaphorèse* très abondante, survenant après le bain et durant une demi-heure à peu près. Les malades en transpiration gardent le lit pendant tout le temps de la diaphorèse. A la fin de la cure ou même avant, et suivant les sujets, la peau devient le siège des érythèmes ou même des éruptions vésiculo-pustuleuses. Nous en avons vu deux cas semblables pendant notre séjour dans cette station. — Pendant qu'on se trouve dans le bain, on sent des picotements.

2º Voies *aériennes*, grâce à la présence de l'hydrogène

sulfuré en quantité notable dans l'eau aussi bien que dans l'air des cabines et des piscines, la sécrétion bronchique trachéale et celle de la muqueuse de l'arrière gorge est très favorablement influencée au début, elle augmente en quantité produisant des crachats abondants et de la toux, pour diminuer plus tard. Il se fait une sorte de régularisation de la sécrétion.

3° Prise à l'intérieur, cette eau agit à la manière des eaux sulfurées sodiques. En petite quantité, elle est constipante, mais prise à dose moyenne ou forte, elle produit la diarrhée. Elle a aussi des effets incontestables sur les sécrétions des voies urinaires, mais elle est surtout employée en bains et très peu en boisson.

Sa thermalité qui est suffisamment élevée n'est pas non plus sans effet sur l'organisme. Elle aide fortement la diaphorèse produite par cette eau. — Nous verrons sa grande utilité dans le traitement du rhumatisme articulaire et musculaire chronique.

Effets thérapeutiques — Vu d'une part sa thermalité assez élevée et ses effets excitants et diaphorétiques d'autre part, elle est appelée à intervenir d'une manière efficace dans un grand nombre d'affections des différents organes. L'eau minérale de cette station jouit d'une bonne réputation dans le pays et nous croyons qu'elle est bien méritée. (1) Un des plus remarquables des effets thérapeutiques est sans doute celui du réveil d'un état torpide et le passage à l'état aigu ou subaigu avec tout le cortège des symptômes propres à cet état. Nous en avons

(1) D'ailleurs les malades lui ont donné le nom de Jourdain serbe.

déjà donné une idée en parlant des effets physiologiques.
S'il s'agit, par exemple, des douleurs articulaires ou
musculaires à l'état de torpidité, celles-ci sont réveillées
et incommodent passablement le malade. J'ai éprouvé
sur moi-même cette action. — Du côté des voies
aériennes, comme nous l'avons déjà dit, la sécrétion de
la muqueuse malade est augmentée. Les crachats deviennent plus abondants et la toux plus fréquente. Tout ceci
dure quelques jours, et on voit ces phénomènes se calmer peu à peu en allant vers la guérison. — Nous men-
tionnons aussi son action excitatrice sur la peau et ses
affections, ainsi que les effets cicatrisants des plaies. —
Elle sert aussi de pierre de touche pour les affections
syphilitiques, mais nous ne croyons pas qu'elle ait un
effet curatif sur la diathèse elle-même. Dans les maladies
catarrhales de la vessie et de la muqueuse des uretères
et de l'urèthre, elle trouvera son application indiquée.
Mais un des plus remarquables résultats de son application en thérapeutique est incontestablement celui
qu'on obtient dans les affections rhumatismales de toutes
sortes. Sa température, tout à fait naturelle et justement
proportionnée en est l'agent le plus efficace. Et en
effet on observe, comme le dit le médecin de la station,
des résultats inattendus et des guérisons dans les affections de cet ordre. — Les malades arrivant tout à fait
impotents, ne pouvant ni marcher ni se tenir debout
regagnent, après une trentaine de bains, leur domicile à
pied (paysans)

Sans nous étendre davantage sur les autres effets
thérapeutiques qui sont d'ailleurs communs à d'autres

eaux de la même catégorie ou même aux eaux de différentes catégories, nous passons aux : *Indications et
contre-indications* de cette eau minérale.

Avant d'exposer les maladies pour lesquelles la cure
aux bains de Ribari est indiquée ou contre-indiquée,
nous jugeons utile de donner un résumé des maladies
soignées jusqu'ici à cette station.

RAPPORT AU MINISTRE DE L'INTÉRIEUR POUR L'AN-
NÉE 1889 : *par M. le Docteur Brankovatchki* :

Le nombre des malades soignés à cette station est
de 698 dont 446 du sexe masculin et 252 du sexe féminin·
Ont été soignés 44 enfants. Ce nombre est réparti suivant les maladies de la façon suivante :

Rhumatisme art. chronique	174
— musculaire	249
Syphilis	46
Scrofule	29
Paralysie	29
Hémiplégie	15
Tumeur blanche	12
La sciatique	18
Blennorrhagie	13
Endométrite chronique	39
Maladie de la peau	9
Dysménorrhée	9
Coxalgie	7
Caries	8
Suite de fractures	6
Tabès dorsalis	4

Catarrhe pulm........................... 3

Emphysème pulm..................... 2

Ce qui reste : 128 est réparti entre les différentes autres maladies.

Rapport POUR L'ANNÉE 1891, *par M. le docteur Gavritch.*

Nombre de malades : 878.

Maladies	*Nombre*
Rhumatisme art. chronique............	329
— musculaire id............	191
La scrofule.........................	65
Syphilis............................	53
Paraplégie..........................	24
Tuberculose pulmonaire.............	21
Céphalalgie.........................	14
Métrite et endométrite chronique......	13
Emphysème pulmonaire..............	12
« *Vitium cordis* »....................	12
Ulcères..............................	10
Contractures........................	9
Eczéma.............................	6
Tabès dorsalis.......................	6
Scoliose.............................	6
Blennorrhagie uréthrale..............	13
— chronique.............	6
Tumeur blanche du genou............	6
Caries..............................	5
Atrophie muscul.....................	5
Aménorrhées	5

Anémie **4**

Arthrites **4**

Ce qui reste : 50 est réparti entre les autres maladies de moindre importance.

Remarque. — Dans ces deux rapports, on donne seulement le nombre des malades examinés pendant la durée *officielle* de la saison. — Le nombre des malades atteint en effet le chiffre de 1200 pour l'année 1891, au dire même du docteur Gavritch, médecin en chef du département de Krouchewatz.

D'après ces deux rapports, on voit qu'il s'est effectué une sélection naturelle des maladies, trouvant leur remède dans les eaux de cette station. — Grâce à une longue expérience, les malades sont arrivés eux-mêmes à se rendre compte des indications de ces eaux. — Nous voyons, en effet, que la diathèse rhumatismale est prédominante parmi les affections soignées à cette station.

Ensuite viennent les maladies qui en sont la conséquence : paraplégie, contractures, affections pulmonaires, maladies de la peau, syphilis, maladies des voies urinaires, etc.

D'après tout ce qui précède, il nous sera facile de tirer des indications et contre-indications de ces eaux.

En premier lieu nous placerons :

1) *Rhumatisme chronique articulaire ou musculaire* sous toutes ses formes et avec toutes ses conséquences. Le résultat obtenu à Ribari dans le traitement de cette maladie est tellement remarquable qu'on pouvait considérer cette station comme un spécifique de cette maladie.

L'agent curatif, outre son effet excitant, est certainement la température naturellement élevée au degré nécessaire pour être efficace dans cette affection. C'est aussi l'opinion de MM. Gavritch et Brankowatchki, médecins de la station. Nous-même, nous avons eu l'occasion, pendant notre court séjour, de nous convaincre du fait. — Malheureusement les observations nous manquent.

Cette eau agit, comme nous l'avons déjà dit, dans les suites du rhumatisme; arthrites rhumatismales, paralysie d'origine rhumatismale, névralgies d'origine également rhumatismale, certaines déformations de même origine, contractures, etc.;

2° Affections des voies aériennes : bronchites chroniques, laryngite et surtout pharyngite chronique;

3° Syphilis, en facilitant l'élimination du mercure et servant de pierre de touche pour les cas suspects ou cas considérés comme guéris. L'effet irritatif de cette eau est tellement fort, qu'en réalité il devient un moyen utile pour reconnaître certains cas de syphilis surtout secondaire. Les manifestations tertiaires de la syphilis, telles que les gommes musculaires ou les syphilides de la peau trouvent dans cette eau un vrai médicament. — Nous donnerons plus bas une observation ;

4° Affections de la peau, mais seulement à l'état chronique. Elles sont entièrement du ressort de cette station. Eczéma et psoriasis sont très rapidement améliorés ou guéris, suivant les médecins de la station. Certaines formes, vu l'état irritatif de l'eau, sont contre-indiquées et se trouvent mieux du traitement par l'eau de Kowiliatcha qui est beaucoup moins irritante, cependant la boue sera proscrite ;

5º Plaies de toutes sortes et ulcères atoniques ;

6° Suites de fractures et de luxation qui guérissent très bien ici ;

7º Affections catarrhales des organes génitaux urinaires : métrites sous toutes les formes, catarrhe de la vessie, gravelle phosphatique, blennorrhagie chronique, etc. Elles sont fort bien influencées par cette eau ;

8° Elle agit aussi très bien dans l'arthrite blennorrhagique (voir l'observation) et dans les arthrites d'autre origine.

9° Quant à l'anémie et la scrofulose, elle ne sont justiciables que secondairement de cette eau minérale, malgré l'opinion du Dr Gavritch pour lequel le rhumatisme, la scrofule et la syphilis sont trois affections les plus justiciables du traitement par cette eau. — A notre avis, Kowiliatcha est de beaucoup supérieur à la station de Ribari pour ce qui concerne l'anémie et la scrofule ;

10º Emphysème pulmonaire, tuberculose chronique traitée par des inhalations, certaines maladies du système nerveux : tabès dorsalis; certains états cachectiques pas trop avancés, etc., peuvent être soignés également à cette station. Le mode de traitement dépendra aussi bien du médecin que de la maladie.

Cette eau minérale est formellement *contre-indiquée* dans les affections suivantes :

Tuberculose avancée ou à la période des hémoptisies.

Cancer.

Maladies du cœur avec des lésions organiques.

Etats apoplectiques.

Hémorrhagies de toute origine à cause de la température assez élevée.

Dans les affections aiguës de la peau.

Plaies traumatiques et récentes.

OBSERVATIONS

1° *Rhumatisme articulaire sub-aigü.* (Observation personnelle).

Le nommé M... âgé de 19 ans, employé de commerce, est arrivé à la station de Ribari, le 13 juillet 1891.

Parmi ses antécédents héréditaires, il n'y a rien de particulier à signaler, sinon que la mère a eu deux attaques de rhumatisme articulaire aigu. Soignée en 1886, à la même station, elle a guéri, à ce qu'elle assure. Antécédents personnels : Ce malade a toujours joui d'une excellente santé jusqu'au mois de juin (20) 1891, époque à laquelle il était atteint pour la première fois d'une attaque de rhumatisme articulaire aigu.

Le rhumatisme a commencé par l'articulation tibio-tarsienne et métatarsienne pour gagner, quelques jours plus tard, le genou gauche. Douleur, rougeur, chaleur et gonflement de la région atteinte ont été les symptômes principaux. Le malade a eu aussi une blennorragie un mois auparavant, dont il a guéri complètement, à ce qu'il nous a dit.

Les phénomènes franchement inflammatatoires tombés, le malade, suivant l'exemple de sa mère, est venu, un mois après, à Ribari pour chercher un remède contre son mal.

Etat actuel. Le pied gauche présente un volume notablement plus grand que le pied droit. L'œdème siège surtout sur la face dorsale du pied et au niveau de l'articulation tibio-tarsienne. Le genou gauche a augmenté considérablement de volume.

La circonférence du métatarse mesure .... 27 cm.
     —   de l'articulation tibio-tarsienne... 32 cm.
     —   du genou........................ 36 cm.
Le malade n'avait subi aucun traitement antérieur.

Traitement. — Bains à 38,7°C, deux fois par jour ; durée une demi-heure. Le traitement a commencé le 15 juillet.

Les 16, 17 et 18, le malade se plaignait de l'aggravation de sa maladie. Le gonflement devient plus considérable, la douleur plus vive, la température plus élevée.

Avant de quitter la station, nous avons revu le malade. Le 26 juillet, nous avons constaté la disparition complète de toute douleur. Le pied ne présente aucune trace de l'œdéme et de l'empatement. Les tendons des extenseurs des orteils perdus auparavant dans le gonflement se dessinent maintenant sous la peau avec beaucoup de netteté.

Au genou, le gonflement est moindre, la fluctuation persiste encore, mais à un dégré moindre. — La douleur est moins vive, mais elle persiste encore. Le malade se sent beaucoup mieux. Son état général est meilleur.

La circonférence du métatarse mesure............. 25 cm
    —   de l'articulation tibio-tarsienne... 27 cm
    —   du genou .... 36 cm

Il y a certainement une amélioration véritable en une durée de 11 jours de traitement.

Ayant prié M. Gavritch, médecin de la station de compléter l'observation, aussitôt que le malade aurait terminé sa cure, il a ajouté les renseignements suivants : « Ce malade a pris 46 bains ; il a guéri complètement ». Nous même nous avons eu l'occasion de rencontrer le malade à Belgrade, trois mois après sa cure. — Il nous a témoigné sa satisfaction pour le *traitement* de son mal par l'eau de Ribari.

2° *Syphilide tertiaire*, Rupia syphilitique, impetigo syphilitique du cuir chevelu. (Observation personnelle).

Le nommé M..., de Krouchewatz, âgé de 32 ans, garçon de café, est arrivé à la station de Ribari, le 16 juillet 1891.

Il n'y a rien de particulier parmi ses antécédents héréditaires.

Antécédents personnels. Le sieur M..., a joui d'une santé excellente jusqu'au mois d'octobre 1882, époque à l'aquelle il contracta un chancre dur. La cicatrice se voit encore sur le frein du gland. Le malade a présenté, selon lui, les symptômes de la première et de la seconde période (roséole syphilitique, plaques muqueuses dans la bouche, cephalalgie, pleïade ganglionaire dans les aines, chute des cheveux, etc.) Il se fit soigner à l'hôpital de Chabatz en 1882. — Se sentant mieux, il quitta l'hôpital quelque temps après. Il se croyait guéri.

Ce n'est qu'au mois de décembre 1890, que les syphilides tertiaires ont commencé à apparaître.

État actuel. Le malade présente sur la face antéro-externe de la cuisse droite une ulcération couverte de croûte noirâtre et stratifiée comme une écaille de mollusque, — Rupia syphilitique.

Elle a les diamètres suivants : en longueur. 7 cm.
            —   en largeur.. 7 cm.

A la région parotidienne du côté droit et à la partie avoisinante de l'oreille se trouvent aussi des manifestations syphilitiques. Dans le cuir chevelu on constate l'*Impétigo syphilitique.*

Traitement : Bains, eau en boisson et en gargarisme. Le malade a suivi en même temps le traitement mercuriel.

Le résultat obtenu jusqu'au 26 juillet est le suivant : La cicatrisation a marché très vite. Toutes les croûtes étaient tombées. L'impétigo a disparu et les ulcérations de la cuisse droite présentaient les diamètres :

En longueur........... 4 cm.
En largeur............. 3 cm. 5.

Enfin le malade, après avoir pris 40 bains, a quitté la station. Il était sinon guéri du moins beaucoup mieux. Il ne présentait, en effet, au moment de son départ de la station, aucune trace des syphilides. (M. le Dr Gawritch.)

Il résulte de cette observation, non pas que l'eau sulfureuse de Ribari soit un anti-syphilitique spécifique, mais qu'elle seconde les effets du traitement anti–syphilitique proprement dit.

Un dernier mot sur cette station.

On peut appliquer ici ce que nous avons dit de la station de Kowiliatcha. Il est urgent, et dans l'intérêt de la station de faire exécuter les travaux nécessaires pour capter les eaux à leur sortie des fentes des rochers. L'aménagement de la station laisse aussi beaucoup à désirer.

III°. — **Bains de Brestowatz** (1)

Altitude : 431 ^m^*. — Température de 22 à 39,8° C.*

Historique. Après les stations de Soko-Bagna et de Bains-de-Iochanitza, c'est la station de Brestowatz qui est la plus ancienne dans le pays. Elle existe en effet depuis fort longtemps. A l'époque de l'affranchissement de six départements du joug turc, en 1833, les Bains de Brestowatz passèrent également dans les mains de l'État Serbe. Depuis assez longtemps, cette station a joui d'une renommée remarquable. Les princes de deux dynasties, ainsi que leurs familles, fréquentèrent souvent cette station. Nous trouvons justement gravée sur une pierre, l'inscription suivante. « En 1834, la princesse Lioubitza M. O. (Obrenovitch) visita cette source d'eau minérale. »

Géographie. La station des Bains-de-Brestowatz est située sur les bords du ruisseau Brestowatz dans le village portant le même nom, dans le district de Zaitchar (département de Tzrna-Reka).

Géologie. Les griffons de toutes les sources de cette station jaillissent de rochers trachytoïdes, comme nous l'avons déjà dit en parlant de la géologie hydro-minérale en Serbie en général.

Climat. D'après les observations recueillies par le D^r^ St. Matchaï, médecin de la station pendant quinze ans,

---

(1) Cette station a été étudiée par le D^r^ St. Matchaï et M. le Dr Laza Ilitch La plus grande partie de notre travail sur cette station est due à ces deux médecins.

il résulte que la température est très favorable aux malades. La température moyenne de quinze saisons est de 22° à 23°C. La pression atmosphérique est de 0,750 mm. Les changements brusques de la température sont rares. Etant donnés l'altitude de la station, ses environs couverts de forêts, le Dr Matchaï compare le climat de cet endroit au climat sub-alpin.

Sources. Une des plus riches des stations en sources est certainement la station de Bains-de-Brestowatz. Elle compte onze sources qui sont, par défaut d'autres appellations, désignées par des numéros I, II, etc. Cependant la source n° 1 porte également le nom de source du « Prince ». De même la source, située entre I et II s'appelle la « Boue ». Il n'y a que six sources qui sont employées en boisson et quatre autres en bains. Il est inutile de dire que le captage de sources est ici aussi défectueux que partout ailleurs.

Source n° I a au griffon 36,1°c. piscine 34,9°c.

—   n° II   —   39,4°c.   —   37,9°c.

—   n° III   —   39,8°c.   —   38,6°c.

—   n° IV   —   38,5°c.   —   34,2°c.

Ces quatre sources sont employées uniquement sous forme de bains ou de boue (source n° IV).

Source n° V (grande source) à 37,5°c. au griffon; elle est employée en boisson.

Source n° VI a 37,3°c. au griffon, pas employée.

Sources n°s VII, VIII, IX, X et XI possèdent des températures variant entre 22°c et 38°c., mais ces sources, quoique très abondantes, ne sont pas encore utilisées.

Propriétés physiques. Toutes ces sources ayant à peu

près les mêmes propriétés physiques, nous pouvons nous dispenser de donner la description de chacune.

L'eau de ces sources est claire et limpide, d'une saveur fade, rappelant celle des eaux sulfurées en général. Elle a l'odeur de l'hydrogène sulfuré qu'elle répand d'ailleurs dans la station. Elle dégage, sous forme de bulles, des gaz : l'hydrogène sulfuré et l'acide carbonique.

La température varie suivant les sources de 22° à 39,8° C. Le poids spécifique varie aussi suivant les sources de 1 gr. 00074 à 1 gr. 00076.

Propriétés chimiques. Toutes les sources possèdent cette propriété de noircir une pièce de monnaie en argent, quand celle ci est exposée à l'humidité ou plongée dans l'eau, ce qui est preuve incontestable de la présence de l'hydrogène sulfuré à l'état libre. Leur minéralisation ne varie pas beaucoup d'une source à l'autre. Une des plus fortes est la source possédant la température de 22° C., mais c'est justement celle qui n'est ni analysée ni employée.

Analyse faite par M. Lozanitch, professeur à la Faculté des Sciences de Belgrade, en 1885.

Ce savant professeur a fait seulement l'analyse des quatre premières sources. Voici leur composition chimique.

Source N° I (source du prince)

Température : 34,9° à 36,1° C.

Poids spécifique à 18° R est de.......... 1ᵍʳ00075
1.000 grammes d'eau donnent du résidu de.   0.8744

Un litre d'eau donne du résidu calciné.. 0ᵍʳ8345

    Un litre d'eau contient :

Potassium K...... .... • 0.01402
Sodium Na.......................... 0.15224
Calcium Ca........... ... . 0.08000
Magnésium Mg...................... 0.00612
Oxyde de fer et d'aluminium $Al^3O^3Fe^2O^3$.. 0.00140
Oxyde de silicium Si O^2............. 0.05211
Acide sulfurique SO^4............. .... 0.47787
Chlore Cl.......................... 0.04970
Acide carbonique CO^3............... 0.03236
Hydrogène sulfuré H^2S.......... :..... 0.00425

        Somme d'éléments...... 0.87007

Composés (analyse hypothétique) :
Chlorure de sodium Na Cl............ 0.08190
Sulfate de potassium K^2S^4O........... 0.03128
Sulfate de sodium Na S^4O............. 0.37056
Sulfate de calcium Ca S^4O............ 0.26295
Sulfate de magnésium Mg. S^4O........ 0.03060
Carbonate de calcium Ca C^3O.......... 0.00665
Oxyde de fer et d'aluminium $Fe^2O^3Al^2O^3$.. 0.00140
Oxyde de silicium Si O^2...... ...... 0.05211

        Somme des composés fixes.... 0.83745

Acide carbonique libre et à l'état de bicarbonate,............................. 0.02837
Hydrogène sulfuré....... .... 0.00425

        Somme totale.......... 0.87007

Oxygène nécessaire pour l'oxydation des composés organiques................... 0ᵍʳ00063

Source n° II

Température : 37,9 à 39,4°C.

Poids spécifique à 18° R............. 1ᵍʳ00076
Résidu sec fourni par 1.000 gr. d'eau.. 0.874
Résidu calciné obtenu d'un litre d'eau.. 0.835

Un litre d'eau contient :

Potassium K...................... 0.01354
Sodium Na........................ 0.15350
Calcium Ca....................... 0.08102
Magnésium Mg..................... 0.00541
Oxyde de fer et d'aluminium $Fe^2O^3Al^2O^3$. 0.00140
Oxyde de silicium SiO^2 .... 0.05500
Acide sulfurique SO^4............... 0.47818
Chlore Cl........................ 0.04970
Acide carbonique CO^3.............. 0.03410
Hydrogène sulfuré H^2S............. 0.00110

Somme d'éléments..... 0.87295

Composés :

Chlorure de sodium Na Cl........... 0.08190
Sulfate de potassium K^2SO^4. .... 0.03020
Sulfate de sodium Na^2SO^4........... 0.37445
Sulfate de calcium Ca SO^4.......... 0.26453
Sulfate de magnésium Mg.SO^4........ 0.02705
Carbonate de calcium Ca CO^3......... 0.00805
Oxyde de fer et d'aluminium $Fe^2O^3Al^eO^3$... 0.00140
Oxyde de silicium SO^2.............. 0.05500

Somme de composés fixes.. 0.84258

Acide carbonique CO³ libre et à l'état de
bicarbonates........................ ...   0.02927
   Hydrogène sulfuré..................   0.00110
        Somme totale de composés.   0.87295
Oxygène nécessaire pour l'oxydation des
composés organiques..................   0.0062

SOURCE N° III

Température : 38,6 à 39,8°C.
Poids spécifique à 18°R...............   1ᵍʳ00074
Résidu sec fourni par 1000 gr. d'eau...   0.872
Résidu calciné obtenu d'un litre d'eau..   0.832

    Un litre d'eau contient :

Potassium K........................   0.01422
Sodium Na..........................   0.15166
Calcium Ca........... ....   0.07738
Magnésium Mg.......................   0.00644
Oxyde de fer et d'aluminium Fe²O³Al²O³..   0.00110
Oxyde de silicium SiO²..............   0.05060
Acide sulfurique SO⁴.............. ..   0.42806
Chlore Cl..........................   0.04483
Acide carbonique CO³...............   0.03300
Hydrogène sulfuré H²S..............   0.00128
       Somme d'éléments.....   0.86212

Composés :
Chlorure de sodium Na Cl.. ....   0.07313
Sulfate de potassium K²SO⁴..........   0.03172

Sulfate de sodium Na SO⁴............ 0.37942
Sulfate de calcium Ca SO⁴............ 0.25588
Sulfate de magnésium Mg. SO⁴......... 0.03387
Carbonate de calcium Ca CO³.......... 0.00530
Oxyde de fer et d'aluminium Fe²O³Al²O³.. 0.0010
Oxyde de silicium Si O².............. 0.05060

$$\text{Somme d'éléments fixes...} \quad 0.83102$$

Acide carbonique libre et à l'état de bicarbonate............................... 0.02982
Hydrogène sulfuré H²S............... 0.00128

$$\text{Somme totale de composés......} \quad 0.86212$$

Oxygène nécessaire pour l'oxydation des
composés organiques.................. 0.00061

Source n° IV

Température : 34,2° à 38,5° C.
Poids spécifique à 18° R............. 1ᵍʳ00074
Résidu sec fourni par 1000 gr. d'eau... 0.8436
Résidu calciné   —   — ... 0.8106
Un litre d'eau contient :
Potassium K......................... 0.01340
Sodium Na........................... 0.15501
Calcium Ca......................... 0.08390
Magnésium Mg....................... 0.00260
Oxyde de fer et d'aluminium Fe²O³Al²O³.. 0.00110
Oxyde de silicium SiO².............. 0.05260
Acide sulfurique SO⁴................ 0.48025
Chlore Cl........................... 0.04792

Acide carbonique Co³.................... 0.03200
Hydrogène sulfuré H²S................... 0.00120

       Somme d'éléments.......... 0.86998

Composés :

Chlorure de sodium Na Cl............. 0.07897
Sulfate de potassium K²So⁴........... 0.02980
Sulfate de sodium Na²So⁴............. 0.38266
Sulfate de calcium Ca So⁴............ 0.27577
Sulfâte de magnésium Mg.So⁴......... 0.01300
Carbonate de calcium CaCo³.... ..... 0.00698
Oxyde de fer et d'aluminium Fe²O³Al²O³. 0.00110
Oxyde de silicium Sio²............... 0.05260

      Somme de composés fixes... 0.84097
Acide carbonique Co³ libre et à l'état de
      bicarbonate...................... 0.02781
Hydrogène sulfuré H²S............... 0.00120

      Somme totale de composés.... 0 86998
Oxygène nécessaire à l'oxydation des
      composés organiques........ .. 0.00068

En parcourant ces analyses, nous voyons que toutes les sources ont presque le même degré de minéralisation. Cependant la minéralisation de la deuxième source est la plus forte, ensuite vient la source n° 1, puis la source n°4 et enfin la source n°3. — Le sulfate de sodium croît en quantité de la source n°1 jusqu'à la source n°4. Le sulfate de calcium augmente aussi de quantité dans les sources n°1, 2 et 4. La source n°3 en contient le moins. La source la moins riche en hydrogène sulfuré est celle du n°2. La plus riche est le n° 1. Quant à l'acide carbonique, il varie très peu d'une source à l'autre. Les deux premières sources sont aussi les plus riches en chlorures de sodium. Il est regrettable que nous n'ayons pas d'analyse des autres sources car peut-être aurions-nous plus de variation dans la composition des sources. De tout ceci il se dégage deux faits dignes de remarque :

1° La légère variation dans la minéralisation des sources et

2° La variation notable de la température suivant les sources.

Ces deux faits ont de l'importance au point de vue thérapeutique.

Nous avons rangé cette station parmi les eaux sulfurées, ce que l'analyse ne fait qu'approuver. Nous y avons ajouté l'épithète «*sulfatées*» à cause de la quantité notable des sulfates que cette eau contient.

Effets physiologiques. Nous ne croyons pas nécessaire de nous arrêter longtemps à ce chapitre, car nous avons traité cette question deux fois et même trois fois à propos des stations de Ribari, de Kowiliatcha (source sulfureuse) et dans la première partie de notre travail. Nous ne pouvons que renvoyer le lecteur à ce que nous avons dit plus haut. — Cependant, comme nous l'avons observé, cette station se distingue des autres par la variation graduelle dans la composition des sources ainsi que dans le degré de leur thermalité. — D'après ceci, cette eau doit posséder aussi des effets physiologiques variables jusqu'à un certain point.

Il est permis, par la seule température, de conclure que les effets physiologiques de l'eau de cette station sont à la fois *stimulants* et *sédatifs*.

Effets thérapeutiques. Le champ d'application de cette eau minérale est plus large que celui de Bains-de-Wragna ou de Ribari tant, à cause du degré variable de minéralisation suivant les sources que de la variation de température.

Comme agents curatifs, nous trouvons également ici l'hydrogène sulfuré dont l'action porte principalement sur l'appareil respiratoire, les sulfates de sodium, de potassium, de calcium et de magnésium qui agissent favorablement sur le tube digestif et les voies urinaires, quand l'eau est prise à l'intérieur. Enfin, l'acide carbonique, quoique en petite quantité, intervient favorablement dans la digestion des sulfates.

Mode d'emploi de l'eau minérale de Brestowatz. — L'eau de cette source minérale est employée sous les formes :

1° de boisson;

2° de bains;

3° de boue.

Nous avons, en outre, à signaler une application spéciale de cette eau. Le Dr Laza Ilitch, médecin de la station, ordonne à certains malades des *bains prolongés* à l'exemple des bains prolongés de Hébra. — Les résultats obtenus par ce moyen surpassent toute prévision. — D'ailleurs, nous citons plus bas une observation du Dr Matchaï à l'appui des bains prolongés. Les bains prolongés sont applicables à cette station à cause de la faible minéralisation et de la température modérée de certaines sources et surtout de la *boue*.

RAPPORT AU MINISTÈRE DE L'INTÉRIEUR DU Dʳ LAZA ILITCH POUR L'ANNÉE 1889

Le nombre total des malades est de 311. Ce chiffre suivant les maladies se répartit de la façon suivante.

Rhumatisme art. et muscul. chronique avec ses conséquences.........	142 cas
Maladies du système nerveux...........	33
Maladies des organes génitaux et leurs annexes chez la femme..........	23
Scrofulose	25
Tuberculose	9
Syphilis............................	20
Malaria avec ses conséquences.........	6
Maladies du poumon et de la plèvre.....	14
Catarrhes des organes digestifs.........	11
Maladies du cœur....................	14
Maladies diverses des autres organes et systèmes...	8
Convalescence	17
	312

1) Résultat excellent : dans le traitement du rhumatisme art. et muscul. chronique avec ses suites.

2) Résultat favorable : dans le traitement des maladies des organes génitaux et ses annexes chez la femme, maladies du système nerveux, de la peau, de la syphilis,

de la scrofulose, des organes respiratoires et de la convalescence.

3) Résultat nul: dans la tuberculose, maladies du cœur et des organes digestifs.

Rapport pour 1890 (Dr Ilitch)

Le nombre total des malades qui est de 332 est réparti suivant les maladies de la façon suivante :

Rhumatisme art. et muscul. chronique avec ses suites (contractures, ankyloses, etc)............. 141 cas
Maladies du système nerveux.............. 42
    — des organes génitaux et ses annexes
      chez la femme................. 11
    — du poumon et de la plèvre........ 8
Scrofule................................. 18
Tuberculose............................. 8
Syphilis................................. 20
Malaria................................. 3
Catarrhes des organes digestifs........... 10
Maladies organiques du cœur............. 10
Ascite................................. 2
Maladies du rein, de la vessie, etc......... 5
Anémie, vieillesse, convalescence.......... 58
                        337

Le succès obtenu pendant cette saison est à peu près le même que celui de l'année précédente.

Observations recueillies par le Dr Matchaï

1° *Coxalgie*. — M. D. J., préfet du département, en arrivant à cette station, en 1873, présentait l'état suivant : Un des deux membres inférieurs était plus court que l'autre de 8 cm, c'est à peine s'il pouvait atteindre le sol avec le gros orteil du pied correspondant. Le mal siégeait à l'articulation coxo-fémorale du membre malade. Inflammation du tissu péri-articulaire avec des abcès nombreux et des fistules. Le malade ne pouvait marcher qu'à l'aide des béquilles.

Après qu'il eût pris 24 bains à cette station, sa jambe fut complètement étendue sur la cuisse. Le raccourcissement avait disparu. Le malade a pu retourner chez lui sans ses béquilles qui ont été conservées jusqu'à la première guerre serbo-turque (1875). Le malade occupe aujourd'hui un poste important à la Cour du Roi.

2° *Coxalgie.* — J. B..., âgé de 5 ans, en arrivant à cette station au mois de Juin 1873, présentait identiquement les mêmes symptômes de coxalgie, siégeant du côté droit. Les médecins de Belgrade avaient envoyé cet enfant aux bains de Brestowatz, après avoir épuisé tous les moyens thérapeutiques. — Il faut dire que je ne m'attendais nullement à un succès quelconque. Après avoir pris trente bains, l'enfant est parti en se traînant plutôt qu'en marchant. Ce succès était médiocre, mais quelle ne fut pas ma surprise en recevant un mois plus tard une lettre de son père dans laquelle il annonçait que son enfant était guéri grâce aux bains de Brestowatz tout en me remerciant chaleureusement. Pendant ce mois, l'enfant n'a subi aucun traitement. Cet enfant est aujourd'hui élève de l'École militaire de Belgrade.

3° *Chorée de Sydenham* (Danse de St.-Guy).

P. C., d'Irigue en Srème (Hongrie), âgé de 27 ans, était atteint au moment de son arrivée à Brestowatz, de la chorée de Sydenham (danse de Saint-Guy) à un tel degré qu'il lui était impossible soit de marcher soit de se servir de ses mains. Après avoir consulté plusieurs médecins, il se décida à venir à notre station.

Tout en prenant régulièrement les bains, l'amélioration se faisait attendre. — Un soir, il a été oublié au bain où il a passé volontairement la nuit. Le lendemain, ceux qui le connaissaient étaient surpris d'une notable amélioration dans la prononciation des mots. Encouragé par ce fait, il demanda à rester plus longtemps que d'ordinaire dans le bain. Moi-même, jugeant les bains prolongés favorables, je le lui ai permis. Notre malade passa six nuits en tout dans le bain, et après avoir pris 40 bains ordinaires, le résultat dépassa toutes nos prévisions. Aujourd'hui notre P. coupe avec les ciseaux, coud, chante et déclame comme s'il n'avait jamais été malade.

4° *Rhumatisme articulaire-subaigu.*

N. T., négociant de Pojarewatz en arrivant à la station, présentait un rhumatisme articulaire généralisé. Le mouvement spontané ou communiqué de n'importe quel membre était accompagné de douleurs atroces. — Il etait porté sur un brancard.

Après un mois de traitement, il a pu danser les danses nationales.

Nous pourrions encore citer une multitude d'observations concernant les tumeurs blanches du genou, les tabès dorsalis, myélite, etc., mais malheureusement, cela nous est impossible sans dépasser les limites de notre cadre.

Indications.

1) En bains : *sources tièdes* allant jusqu'à 35 à 36° C sont indiquées : dans la convalescence des maladies graves, dans les maladies du système nerveux avec exagération d'irritabilité, hystérie, hyperesthésie, chorée, etc., dans les paralysies passagères comme les paralysies survenant après des maladies graves (typhus, accouchement, etc.), dans le tabès dorsalis, myélites, etc., dans les maladies des organes génitaux chez la femme : aménorrhée, dysménorhée, vaginisme, dans les métrites chroniques, etc.

Dans les maladies de la peau où il est nécessaire de calmer certains érythèmes et éruptions. Intoxications par le mercure et le plomb. Anémie, scrofule, débilité en général.

2° *Sources chaudes* de 35 à 40° C.

Rhumatisme art. et muscul. chronique sous toutes ses formes ; contractures et demi-ankyloses de toutes causes, dans certains exsudats. Engorgements de certains organes contenus dans la cavité abdominale. Dans les suites de fractures et de luxations ; carie des os ou ostéo-myélites, dans certaines plaies et ulcères atoniques, etc., etc.

En boisson : les sources froides et tièdes sont indiquées surtout dans l'albuminurie, phosphaturie et les maladies chroniques des voies urinaires ; catarrhe de la vessie, blennorrhagie, etc., etc. Elles sont indiquées, mais très secondairement dans les affections chroniques du tube digestif. Intoxications par le mercure et le plomb.

En inhalation : emphysème, bronchites chroniques, etc. La boue trouve son application principale là où il s'agit de réveiller un processus torpide ; contractures, demi-ankyloses, arthrites, synovites, etc., dans certaines plaies aussi.

Nous terminons la classe des sulfurées sodiques en rapprochant des stations serbes : Kowiliatcha (source sulfureuse), Bains de Ribari et Bains de Brestowatz les stations suivantes : Bagnères de Luchon, Bagnères de Bigorre (sources de Pinac et de Labassère), Cauterets, Eaux-Bonnes, Barèges, Aix, Amélie, Saint-Sauveur, Preste. Toutes ces sources d'eaux minérales sont situées en France dans les Pyrénées.

IV. — **Station de Vrntzi**

Altitude 240 ᵐ. — *Température* 36°,2 C.

L'avenir de cette eau minérale est d'ores et déjà garanti. En effet, la réputation de son action thérapeutique est très grande dans le pays. Elle occupe déjà la première place parmi les sources d'eaux minérales en Serbie.

La création de cette station est encore récente. Il n'y a guère plus de trente ans qu'elle est connue du monde médical dans le pays, quoique les habitants des environs la connussent bien longtemps avant.

Cette station est située sur le bord du ruisseau « Vrntzi » entre les parties de la haute montagne « Gotch », dans le district de Trstenik (département de Krouchewatz).

Les sources jaillissent du terrain constitué par des schistes cristallins et des roches serpentines.

1) Sources. L'eau jaillit en plusieurs endroits, mais reste non utilisée. Il n'y a guère que quatre sources qui soient utilisées.

Elles sont distinguées d'après leur température. Ainsi, nous avons :

    1) La source froide............... 16° C.
    2) La source tiède............... 23°,7 C.
    3) La source chaude............. 35°,6 C.
    4) La source chaude (neuve)...... 36°,2 C.

De ces quatre sources, deux sont employées en bains: les sources tiède et chaude à 35°,6 C.; les deux autres sont destinées à l'usage interne.

M.   7

Propriétés physiques. --Nous donnerons égalementici une description d'ensemble sur les propriétés physiques, puisque toutes les sources offrent très peu de différence à cet égard.

L'eau de toutes les sources est bien claire, transparente et limpide. Elle n'a aucune odeur, mais, au goût, elle est acidulée, piquante et remarquablement chaude. Elle est très agréable à boire. L'acide carbonique s'y trouve en excès et vient éclater à la surface sous forme de grosses bulles. Il est en tel excès que l'eau semble en ébullition. Le bioxyde de carbone étant plus lourd que l'air, s'accumule à la surface de l'eau des piscines où on peut constater sa présence en approchant le matin une bougie allumée qui s'éteint immédiatement. L'eau exposée à l'air abandonne son acide et laisse quelquefois des grains très fins qui sont constitués par le ferrihydrate précipité.

Analyse chimique en 1886 (1).

M. Lozanitch a fait l'analyse de deux sources, mais comme il n'y a entre elles qu'une petite différence, nous ne donnerons ici que l'analyse de la source chaude à 35°, 6 C.

La voici :

Potassium K............................... 0^{gr}07984
Sodium Na................................. 0.63704
Calcium Ca................................ 0.07691

(1) Nous sommes persuadé que la minéralisation aurait été plus forte, si le captage d'eau était bien fait. D'ailleurs, M. Lozanitch lui-même a trouvé la différence de un en faisant, douze ans après, l'analyse de la même eau.

Magnésium Mg	0gr06562
Fer Fe	0.00240
Oxyde d'aluminium A l' 0³	0.00105
Acide silicique Si 0³	0.11512
Chlore Cl	0.04260
Acide carbonique C 0'	3.01147
La somme totale	4.03205

Elle contient aussi en quantités très minimes de l'iode, du brome, du manganèse et des acides : sulfurique et phosphorique.

Les composés contenus dans 1,000 grammes d'eau :

Chlorure de sodium Na Cl	0.07020
Carbonate de potassium K² C0'	0.14048
Carbonate de sodium Na C0³	1.24379
Silicate de sodium Na² Si0³	0.18480
Carbonate de calcium Ca C0	0.19228
Carbonate de magnésium Mg C0³	0.22967
Carbonate de fer FE³ C0³	0.00497
Oxyde d'aluminium Al² 0³	0.00105
La somme de composés fixes	2.06724
Acide carbonique à l'état de bicarb	1.04666
Acide carbonique à l'état libre	1.51815
Somme de tous les composés	4.03205

Cette analyse relève, comme on le voit, comme élément prédominant le bicarbonate de sodium, qui s'y trouve à une dose supérieure à 2 grammes. Ensuite vient l'acide carbonique libre, puis le carbonate ou plutôt le bicarbonate de calcium. Cette eau contient aussi du fer.

Nous avons rangé cette eau parmi les *bicarbonatées sodiques*. Nous sommes, comme on peut s'en assurer, complètement d'accord avec l'analyse ci-dessus exposée.

Donc, l'eau de Vrntzi est une eau bicarbonatée sodique.

Ses effets physiologiques.

1° Eau employée à l'intérieur sous forme de boisson.

Les organes et les appareils de l'économie sur lesquels porte l'action physiologique de cette eau d'une façon particulière, sont: les voies biliaires, les voies urinaires, le tube digestif, l'appareil respiratoire et le sang. Son action est secondaire sur les autres organes et appareils.

L'eau de Vrntzi (sources chaudes et froide) exerce une action reconstituante sur le sang. Après une cure par cette eau, on a vu les globules rouges augmenter en nombre ainsi qu'en matière colorante (hémoglobine). Par conséquent, il n'existe pas du tout de cachexie alcaline, qu'on avait reprochée autrefois à l'eau de Vichy.

La pression sanguine est légèrement abaissée par suite des effets diurétiques produits par cette eau. Le pouls est légèrement ralenti.

Par son acide carbonique à l'état libre ou exhalé par les poumons une fois ingéré, cette eau augmente les sécrétions muqueuses, bronchiques, trachéale, du larynx et du pharynx. Les sécrétions sont plus abondantes au début, les crachats sont aussi plus abondants et la toux plus fréquente, mais peu à peu les sécrétions diminuent, la toux se calme et tout rentre dans l'ordre.

Ingérée, cette eau produit aussi au début une sensation de chaleur dans l'estomac, mais peu de temps après, ce phénomène disparaît par suite de l'effet anesthésiant de l'acide carbonique libre. Les premiers jours du traitement, les malades se plaignent aussi de petites coliques intestinales, ce qui est dû aux mouvements péristaltiques produits par le même agent, l'acide carbonique. Quelques jours plus tard, aux selles diarrhéiques succède la constipation.

L'urine augmente en quantité et devient alcaline, suivant la dose ingérée et la durée du traitement. Par ce fait il s'opère une sorte de lavage des voies urinaires qui entraîne tous les déchets qui pourraient s'y trouver. Le rein est congestionné légèrement au début. La muqueuse des voies urinaires est excitée et lavée par l'eau de Vrntzi.

C'est surtout sur les voies biliaires et le foie que cette eau porte son action physiologique. Cette eau étant éminemment dissolvante, il est facile de comprendre son action sur la sécrétion et l'excrétion de la bile, ainsi que sur la circulation du foie en général. La bile augmente en quantité, devient plus fluide et s'écoule plus facilement des voies biliaires, entraînant de petits calculs ou graviers, d'où production de coliques hépatiques. La circulation du foie se fait plus facilement.

L'acide carbonique ingéré avec de l'eau produit aussi une sorte d'ivresse accompagnée de la céphalée légère. Il exerce donc son action sur le cerveau. Ce phénomène ne s'observe qu'au début du traitement et disparaît très vite. Nous l'avons constaté sur beaucoup de malades et sur nous-même.

2º Appliquée en bains, douches, etc., à l'extérieur, cette

eau agit encore par son acide carbonique et sa température. On voit sur la peau des malades descendus dans
les bains ou dans la piscine, l'acide carbonique sous
forme de petites bulles. Son action sur la peau est excitante. Il se produit une congestion de la peau, traduite
par la rougeur de la peau.

Par sa température, l'eau minérale de Vrntzi peut agir
d'une façon différente, suivant les sources employées,
Les sources tièdes et celle de 35º 2 C. possèdent une
action calmante, sédative, tandis que la source froide
agit à la manière de l'eau froide, c'est-à-dire, en excitant
les fonctions de la peau.

Action thérapeutique. — Les maladies du foie, des
voies biliaires, de l'estomac, des voies urinaires et tout
engorgement de la cavité abdominale, du petit bassin
chez la femme, etc., sont certainement tout à fait du
ressort de la cure par cette eau minérale. Parmi les diathèses qui sont justiciables de cette eau, nous citerons la
goutte, l'anémie, l'albuminurie et le diabète.

Elle agit sur la goutte et le diabète en modifiant la
crase sanguine. L'état anémique est amélioré par le
bicarbonate du sodium et du fer, quoique l'anémie soit
plutôt du ressort de la station d'Arandjelowatz, comme
nous le verrons plus loin.

En activant la circulation et en rendant le sang plus
fluide, cet eau agit sur les congestions de tout ordre du
foie qui diminue de volume. La muqueuse biliaire est
excitée et la bile plus abondante s'excrète mieux. La
formation de calculs et de graviers est empêchée par
cette eau, sauf dans la gravelle phosphatique. Elle exerce

sur les graviers déjà formés une action éliminatoire, ce qui amène des coliques hépatiques après un certain temps de traitement. Il faut se garder par conséquent d'aller à Vrntzi immédiatement après les accès de coliques hépatiques. Nous n'avons qu'à répéter la même chose pour la gravelle urinaire et les coliques néphrétiques. Quant à la gravelle et aux calculs phosphatiques, quoique la question ne soit pas tranchée, nous croyons que l'eau minérale de Vrntzi est plutôt nuisible qu'utile.

Son action principale au point de vue thérapeutique serait, si nous osions nous servir encore du terme déjà vieilli, *altérante et reconstituante.*

Avant de donner un résumé des indications et des contre-indications, nous exposerons, comme jusqu'à présent, les maladies déjà soignées et quelques observations prises à la station d'eau et dans le service de notre éminent maître M. Albert Robin.

1) Rapport au ministre de l'intérieur pour l'année 1884. (M. St *Vouktchevitch,* docteur de la Faculté de médecine de Paris.)

Le nombre total des maladies, qui est de 626, est réparti suivant les maladies, de la manière suivante.

Catarrhe chronique de l'estomac.....	133
Bronchite chronique.......	125
Phthisie pulmonaire...............	92
Métrite chronique.................	34
Rhumatisme articulaire chronique...	34

Anémie	24
Emphysème pulmonaire	18
Hypertrophie hépatique	10
Hypertrophie de la rate	8
Scrofule	10
Diarrhée chronique	8
Catarrhe intestinal	7
Dilatation de l'estomac	7
Metrorrhagie	6
Syphilis	6
Arthritisme	6
Cystite chronique	5
Gastralgie	5
Amenorrhée	4
Vitium cordis	5
Asthme bronchique	4
Coliques utérines	4
Vertige stomacal	4
Colique hépatique	3
Hysthérie	3
Laryngite chronique	3
Néphrite chronique	3
Goutte	3
Varices	3
Dysenterie chronique	2
Diabète	1
Ictère	1
Diverses autres maladies	42

626

Le résultat du traitement n'est pas consigné. Cependant le Dr Vouktchewith dit en terminant son rapport : « Les propriétés curatives de l'eau de cette station sont très grandes et son avenir brillant est certain. Ceci sera prouvé bientôt par les données statistiques. »

RAPPORT POUR L'ANNÉE 1889, (Dr *P. Doïtch.*)

Le nombre total des malades est de 746, répartis suivant les maladies.

Catarrhe chronique de l'estomac	223
Catarrhe pulmonaire chronique	140
Catarrhe du sommet du poumon	116
Rhumatisme articulaire et musculaire chronique	48
Anémie et chlorose	34
Infiltration pulmonaire (tuberculose)	29
Métrite chronique	26
Emphysème chronique	21
Exsudats pleurétiques	13
Laryngite	13
Catarrhe intestinal	13
Tuméfaction de la rate	11
Dilatation de l'estomac	9
Scrofulose	7
Vitium cordis	5
Hystérie	5
Cystite chronique	5
Hémoptysie sans cause connue	5
Céphalalgie	4

Pharyngite chronique.............. 3
Asthme nerveux................. 3
Diabète insipide................. 1
Mal de Brigth 1
Cholélithiase................... 11
En tout................. 746

Le succès obtenu par le Dr Doïtch est consigné dans le rapport de la manière suivante :

Succès complet : Catarrhe pulmonaire (bronchite chronique).

Catarrhe des intestins, — Action spécifique.

Succès très bon : Catarrhe de l'estomac.

Dilatation de l'estomac.

Rhumatisme articulaire et musculaire chronique.

Maladies de la vessie, convalescence.

Maladies des organes génitaux chez la femme.

Anémie, etc.

Succès nul : Tuberculose en général, fièvre intermittente.

OBSERVATIONS

Observation n° 1 (prise dans le service de M. Albert ROBIN, à la Pitié).

Dyspepsie hypochlorhydrique

Mlle M.... A...., âgée de 19 ans, raffineuse, est entrée le 14 juin 1892, salle Lorain, n° 41.

Antécédents héréditaires. — Père et mère sont morts d'une bronchite chronique.

Antécédents personnels. — Écoulement purulent de l'oreille gauche depuis l'âge de 12 ans. Elle a eu, à 16 ans, la fièvre typhoïde et, à 18 ans, la scarlatine.

La malade se plaignait de son estomac, depuis le mois de janvier dernier. A dater de cette époque, elle n'eut plus d'appétit. Elle ressentait immédiatement après les repas des douleurs assez vives au creux épigastrique. Elle avait du pyrosis et une sensation de constriction très pénible au niveau de l'estomac. Sa bouche était pâteuse et amère, le matin au réveil. Depuis ce temps, le malaise a été sans cesse en augmentant. La malade a perdu ses forces; elle a perdu aussi douze livres de son poids en l'espace de six mois. Elle n'a jamais eu de vomissements.

État actuel. — La malade éprouve au creux épigastrique une douleur assez vive qui est augmentée par la pression et l'ingestion des aliments. Elle n'est pas soulagée non plus par l'ingestion des liquides. La douleur apparaît immédiatement après chaque repas pour se calmer une demi-heure ou trois quarts d'heure après. Le ballonnement du ventre est notable. Il n'y a jamais de vomissements alimentaires. C'est le matin, au réveil, que la malade se sent le plus mal. L'appétit est nul.

La malade aime le lait et le supporte bien. Elle ne repousse pas les acides, qu'elle supporte bien. Elle a du dégoût pour la viande, mais elle aime et supporte bien les légumes. La malade est devenue, depuis quelque temps, très irritable; elle s'émeut et pleure facilement.

Signes physiques. — La langue n'a pas de caractères bien tranchés; elle paraît cependant blanche et plate. L'estomac ne paraît pas dilaté. Le foie n'a pas augmenté de volume.

Dans les urines se trouve *un peu d'albumine.*

Le poids du corps a été, le 16 juin, de 48 kg. 500.

17 juin. On donne un repas d'épreuve à 8 heures 1/4 ; à 9 heures on pratique l'extraction du suc gastrique et on fait, *le 18 juin,* l'analyse de ce suc. Voici le résultat :

Réaction acide au tournesol.

Le papier du Congo ne change pas de couleur,

Aux réactifs, Gunzbourg.. ⎫
—   Boas .... ⎬ pas d'acide chlorhydrique.
—   Violet de Paris ⎭

Le réactif d'Uffellmann devient jaune citron. *C'est une preuve de la présence de l'acide lactique.*

Acide chlorhydrique combiné, précipité abondant par la soude.
Albumine — traces.
Mucus — pas de traces.
Sucre — en quantité abondante.
Peptones : précipité abondant par le réactif d'Esbach, ne se dissout pas entièrement par la chaleur.
Eau iodée : présence d'ochro-dextrine.
Acidité rapportée à l'acide chlorhydrique est 1 gr. 97.
Diagnostic porté : l'hypochlorhydrie.
Le *Traitement* est institué le 19 juin :

1° Régime : { viande hachis. pain. légumes secs.

2° Prendre trois verres par jour (à 8 et 9 heures du matin et à 3 heures de l'après-midi) d'eau minérale de Vrntzi (Serbie).

Le 20 juin, la malade dit qu'elle prend cette eau avec plaisir ; elle n'éprouve ni dégoût ni malaise. Cependant elle a ressenti quelques petites douleurs dans le ventre. Elle urine davantage.

Quantité d'urine : 1 litre 500 grammes.

Les 21, 22, 23, 24, 25 et 26, la malade alla de mieux en mieux. La douleur et la lourdeur qu'elle ressentait après les repas ont disparu peu à peu. La digestion se faisait mieux ; l'appétit augmentait de plus en plus, quoique la malade ne pût supporter la viande. La quantité d'urine n'a jamais dépassé deux litres.

Le 27 juin, on examina de nouveau le suc gastrique. Le résultat était le suivant :

Quantité : 100 cc.
Coloration : normale.
Réaction : très acide.
Papier Congo........ \
Violet de Paris....... } denotent très nettement la présence
Réactif de Gunzbourg { de l'acide chlorhydrique en assez
Réactif de Boas...... / grande quantité.

Réactif d'Uffelmann, présence de l'acide lactique en très petite quantité.

Acide chlorhydrique combiné sous forme de syntonine en très faible quantité.

Albumine....... traces.
Sucre.......... en quantité notable.
Mucus......... pas de trace.
Peptones........ en abondance.

L'acidité totale rapportée à l'acide chlorhydrique et de 2 gr. 90 cgr.

Urines : Réaction au tournesol... acide.
       Coloration............... normale.
       Densité................. 1017.
       Phosphates.............. en quantité notable.
       Albumine............... pas de traces.

Le poids du corps reste à l'état stationnaire.

Le 28 juin la malade a interrompu le traitement.

Le 29 juin, elle reprit le traitement. — Quantité d'urine *500* grammes.

Le 30 juin. — Quantité d'urine 1400 grammes.

Les 1er et 2 juillet. — Quantité d'urine, 2000 grammes.

La malade se sent très bien et beaucoup plus forte qu'auparavant. Elle ne souffre nullement et voudrait bien manger davantage.

Elle supporte l'eau facilement et en boit volontiers.

Le 4 juillet : le poids du corps est de 49 kil. 750 grammes.

Les 5, 6, 7 et 8, il n'y a rien de particulier à noter.

Le 9 juillet : quantité d'urine 1500 grammes.

Poids du corps, 48 kil. 500 grammes.

Le 10 juillet : quantité d'urine 1250 grammes.

Le 11 juillet : quantité d'urine 1180 grammes.

Le 12 juillet : la malade n'a pas pris d'eau et la quantité d'urine tomba à 400 grammes.

Le 13 et 14 la malade n'a pas suivi de traitement.

Le 15 juillet on a pratiqué une nouvelle analyse du suc gastrique. Le résultat est le suivant :

       Quantité....... 110cᵉ.
       Coloration ..... normale.
       Aspect......... normal.
       Réaction....... très acide.

Papier du Congo........... ⎫
Réactifs de Gunzbourg...... ⎬ Présence d'acide chlorhydrique.
  — de Boas........... ⎪
Violet de Paris............. ⎭

Réactif d'Uffelmann — traces de l'acide lactique.

Acide chlorhydrique combiné — traces.

Albumine   —   traces.

Peptones   —   en quantité notable.

Amidon   —   sous forme de dextrine.

Acidité rapportée à l'acide chlorhydrique 3 gr. 04.

    Urine :

       Coloration...... normale.

Réaction........ acide.
Quantité........ 420 grammes.
Sucre.......... pas.
Albumine....... pas.

Résumé. — Malade a suivi notre traitement pendant 24 jours; l'eau a été supportée très bien par la malade; — l'état général est meilleur ; la quantité d'urine augmentée; L'albumine contenue dans l'urine en très faible quantité avant le traitement a disparu; mais c'est surtout sur l'estomac, que l'eau de Vrntzi a exercé une action favorable : pas de douleurs, appétit excellent, digestion facile et, en consultant les analyses sucessives (avant, pendant et après le lavement) du suc gastrique, on voit que la sécrétion du suc est augmentée ; l'acide chlorhydrique a augmenté sans cesse en quantité; de 1 gr. 97 avant le traitement, il a atteint à la fin du traitement 3 gr. 04 centigr. — Avant le traitement l'acide chlorhydrique n'existait pas à l'état libre, sa présence est très nettement prouvée pendant et après le traitement. — Poids du corps a augmenté légèrement. — En un mot le résultat est très favorable.

Observation personnelle prise à la station. Diagnostic : hypertrophie de la rate et du foie.

M. J. Tz..., capitaine dans l'armée serbe, âgé de 35 ans, est arrivé à la station le 5 juillet 1891.

A l'âge de 15 ans, M. J. contracta la fièvre paludéenne qui dura six mois. Pendant ce temps et après, la rate (surtout) et le foie augmentèrent tellement de volume qu'ils remplirent la cavité abdominale. « J'avais le ventre aussi dur que la pierre », nous dit le malade. Cette congestion des deux viscères était accompagnée aussi d'ictère. Malgré un traitement, et bien qu'il aille mieux, il se plaint de pesanteur dans les deux hypocondres. La moindre fatigue lui cause des douleurs très vives. A la palpation et à la percussion, on trouve que le foie déborde les fausses côtes. La rate a doublé de volume.

Le malade s'est beaucoup amélioré sous l'action de Vrntzi, pendant sa cure de l'année dernière. (Le poids de son corps avait augmenté de 3 kgr.) Il est venu cette année-ci, pour continuer le même traitement. Poids du corps, 62 kgr.

6 juillet. Traitement par la source à 35º2 C. en boisson et un bain par jour.

A ce moment-là, nous avons dû quitter la station en priant M. Doïtch de marquer le résultat au départ du malade. Voici ce qu'il dit : « Le malade est parti après avoir suivi le traitement pendant vingt-huit jours. Il se sent guéri de son estomac ; la **rate** a diminué de volume et ne cause plus de douleurs. »

2° *Observation (personnelle). Tuberculose du sommet droit.*

M. J. R..., agriculteur, âgé de 24 ans, est arrivé à la station le 1er juillet 1891.

Antécédents héréditaires : Parents vivants et bien portants. Deux frères plus jeunes sont morts en bas âge, de coqueluche ; deux sœurs sont mortes, l'une de tuberculose et l'autre du mal de Pott.

Antécédents personnels : Une santé excellente, en apparence, jusqu'à l'âge de 11 ans. En 1876, il tomba gravement malade. Il ne peut pas préciser sa maladie. Depuis ce temps, le malade se porta bien jusqu'à l'hiver dernier (1890), époque à laquelle il tomba malade. Mais cette fois-ci, il cracha du sang pour la première fois. L'hémoptysie se renouvela encore au mois de mars 1891. Depuis il n'a rien eu jusqu'à présent. Il dit avoir maigri beaucoup.

État actuel : Il tousse peu et ne crache presque pas.

Poumons : 1) *Côté droit.* En avant : submatité à la percussion, diminution dans l'intensité des murmures vésiculaires et la respiration saccadée à l'auscultation.

En arrière : *percussion :* submatité au sommet; auscultation : respiration saccadée très nette.

2° *Côté gauche :* Le poumon gauche ne présente rien d'anormal ni en avant ni en arrière.

Rien dans les autres organes. Poids du corps : 60 kgr.

Le 2 juillet. *Traitement :* La source froide en boisson; pas de bains.

Le 6 juillet, il a craché du sang, après une course. Le 20 juillet, il a craché de nouveau du sang, mais spontanément. L'expectoration est abondante, mais non pathognomonique de la tuberculose.

En partant de la station, nous avons prié le médecin de la station de compléter l'observation. Voici ce qu'il dit : « Le 25 juillet : Poids du corps, 58 kg. 900 grammes ; submatité à droite en avant et en arrière à la percussion ; à l'auscultation les mêmes signes qu'à l'arrivée, mais leur intensité est un peu moindre. Le malade se sent amélioré. Il quitte *la station le 26 juillet* 1891. »

Indications. — L'eau de Vrntzi est indiquée dans les maladies des organes et appareils suivants :

1° Tube *digestif* : affections catarrhales de l'estomac

et troubles fonctionnels (Dyspepsis du même organe. Catarrhe chronique de l'intestin (Diarrhée chronique des pays chauds).

2° Voies biliaires : ictère catarrhal, les coliques hépatiques; gravelle et les calculs de la vésicule biliaire.

Congestion du foie de toute origine, surtout engorgements et hypertrophie par fièvre intermittente.

3° Hypertrophie de la rate de cause paludéenne.

4° Le diabète, l'albuminurie, la goutte et l'arthritisme.

5° Voies urinaires et organes génitaux ; gravelle urique, gravelle oxalique, cystite chronique, blennorrhagie, métrites chroniques, vaginite chronique.

6° Hystérie et états nerveux sans lésions du système nerveux.

7° Anémie, scrofule, rhumatisme chronique. Les autres maladies ne sont pas indiquées que très secondairement.

Contre-indications : Cancer en général.

> *Ulcère* rond de l'estomac, tant que la cicatrisation ne s'est pas opérée.
>
> *Tuberculose,* à n'importe quel degré.
>
> *La colique hépatique,* à l'état aigu ou immédiatement après l'accès.

V. — Station d'Arandjelowatz

Altitude ? — *Température* 13 à 15º C.

La mieux connue et la mieux aménagée de toutes les sources en Serbie, est certainement la station d'Arandjelowatz. Elle était connue des habitants de l'endroit avant le commencement de ce siècle. Mais ce n'est qu'en 1836, qu'on y a envoyé officiellemet des malades pour la première fois. Aujourd'hui elle ne laisse pas beaucoup à désirer au point de vue médical.

Cette station est surplombée par la haute montagne de « Boukoulia. » C'est dans ses entrailles que les sources prennent leur origine. La station se continue du Sud-Est avec la petite ville d'Arandjelowatz, dans le district d'Iacenitza (département de Kragoujewatz).

Le terrain sur lequel repose la station et d'où jaillissent les sources est un terrain primitif, constitué par des schistes cristallins. Par ci, par là, ce terrain est traversé par des roches granitoïdes. — Parmi les schistes cristallins on y trouve du micaschiste et du gneiss.

Sources. — Cette station possède quatre sources utilisées jusqu'à présent.

Voici leurs noms :

1º *Source du Prince-Miloch,* avec tº 13º,6 C, débit 200 litres par heure.

2º *Source du Prince-Michel,* avec tº 10º,5 C, débit 85 litres par heure.

3º *Source de l'Ancien-Bain,* tº 15º C.

4º *Source de la Talpara,* tº ? (froide).

M.   8

Comme on le voit, toutes ces sources sont froides, comme on peut en juger par leur température. Quant à leur minéralisation, il y a certainement une différence notable au point de vue thérapeutique entre la source du Prince-Michel et les autres. Celle du Prince-Michel est la plus minéralisée et appartient plutôt aux ferrugineuses bicarbonatées qu'aux bicarbonatées proprement dites.

Propriétés physiques. — Nous comprendrons dans la description toutes les sources, puisqu'elles ne diffèrent pas entre elles, au moins au point de vue de leurs propriétés physiques.

L'eau de ces sources est parfaitement limpide, sans odeur, mais d'une saveur acidulée et piquante très agréable. Elle contient en assez grande quantité de l'acide carbonique à l'état libre. Versée dans le verre, cette eau dégage aussi lentement de l'acide carbonique sous forme de bulles très petites. Quelque temps après, si les bouteilles sont mal bouchées ou exposées à l'air libre, cette eau laisse un dépôt sous forme de grains rouge-jaunâtre. Ce dépôt est celui d'oxyde de fer, précipité.

La température varie de 10º5. C à 15º C. La densité est inconnue.

Analyse chimique. — M. Lozanitch a fait l'analyse en 1882 des trois premières sources.

Nous donnons ici l'analyse de ces trois sources :

1º SOURCE DE L'ANCIEN-BAIN.

Un litre d'eau donne du résidu sec..... 1 gr. 2336
1000 grammes d'eau contiennent :

Potassium K...................	$0^{gr}04047$
Sodium Na.	0.39131
Calcium Ca....................	0.07807
Magnésium Mg...............	0.01570
Fer Fe.....................	0.00403
Oxyde d'aluminium $Al^2 O^3$....	0.01117
Acide silicique $Si O^3$.........	0.09829
Acide sulfurique SO^4.........	0.00796
Chlore Cl...................	0.01420
Acide carbonique CO^3........	1.26762
Somme d'éléments	1.92882

Composés (analyse hypothétique).

Chlorure de potassium KCl........	$0^{gr}02980$
Sulfate de potassium 'K^2SO^4.......	0.01442
Carbonate de potassium K^2CO^3....	0.03257
Carbonate de sodium $Na^2 CO^3$......	0.76463
Silicate de sodium $Ma^2 SiO^3$........	0.15778
Carbonate de calcium $Ca CO^3$.....	0.19518
Carbonate de magnésium $Mg CO^3$..	0.05495
Carbonate terreux $Fe CO^3$.........	0.00835
Oxyde d'aluminium Al^2O^3..........	0.1117
Somme de composés fixes	1.26885
Acide carbonique CO^3 à l'état de bi-carbonates...................	0.60765
Acide carbonique libre CO^3.......	0.05232
Somme de tous les composés.	$1^{gr}92882$

2° ANALYSE DE LA SOURCE DU « PRINCE-MILOCH »

1,000 gr. d'eau donnent du résidu sec.... 1 gr. 860

Les *éléments* contenus dans 1,000 grammes d'eau :

Potassium K...........................	$0^{gr}04294$
Sodium Na...........................	0.05726
Calcium Ca...........................	0.10054
Magnésium Mg........................	0.01418
Fer Fe...........................	0.00373
Acide silicique SiO^3........................	0.11425
Oxyde d'aluminium Al^2O^3...............	0.00245
Acide sulfurique SO^4....................	0.00033
Chlore Cl...........................	0.01770
Acide carbonique CO^3....................	3.69140
Somme totale d'éléments :...........	4.04478

1.000 gr. d'eau contiennent des *composés*

Chlorure de potassium KCl............	0.03715
Sulfate de potassium K^2SO^4.........	0.00060
Carbonate de potassium K^2CO^3........	0.04108
Carbonate de sodium Na^2CO^3.........	1.35321
Carbonate de calcium $CaCO^3$..........	0.25135
Carbonate de magnésium $MgCO^3$........	0.04963
Carbonate de fer $FeCO^3$..............	0.00773
Oxyde d'aluminium Al^2O^3............	0.00245
Somme de composés fixes :...........	1.92860
Acide carbonique à l'état de bi-carbonates..	0.97522
Acide carbonique à l'état libre............	1.74096
Somme de tous les composés :........	$4^{gr}04478$

3° ANALYSE DE LA SOURCE DU « PRINCE-MICHEL »

1.000 gr. d'eau donnent du résidu sec.   2 gr. 3576

Il y a dans 1.000 gr. d'eau :

Potassium K	$0^{gr}05409$
Sodium Na	0.79809
Calcium Ca	0.12901
Magnésium Mg	0.01693
Fer Fe	0.00499
Oxyde d'aluminium Al^2O^3	0.00271
Acide siliciqne SiO^3	0.12185
Chlore Cl	0.01775
Acide carbonique CO^3	4.53060
Somme d'éléments	5.67588

Composés :

Chlorure de potassium K Cl	0.03725
Carbonate de potassium K^2CO^3	0.06120
Carbonate de sodium Na^2CO^3	1.66913
Silicate de sodium Na^2SiO^3	0.15960
Carbonate de calcium $CaCO^3$	0.32252
Carbonate de magnésium $MgCO^3$	0.05926
Carbonate de fer $FeCO^3$	0.01034
Oxyde d'aluminium Al^2O^3	0.00271
Somme de composés fixes :	2.35801
Acide carbonique à l'état de bi-carbonates...	1.21259
Acide carbonique à l'état libre	2.01052
Somme totale :	$5^{gr}67588$

En nous reportant aux analyses ci-dessus exposées,

nous voyons que dans la composition dominent surtout le *carbonate de sodium* et l'acide carbonique à l'état de bi-carbonate et à l'état libre. Par conséquent, les sources de cette station appartiennent à la classe des *bi-carbonatées sodiques*. Bien que nous croyons que la source du « Prince-Michel » « source d'eau forte » puisse être considérée comme eau ferrugineuse et bi-carbonatée à la fois, nous la rangeons parmi les ferrugineuses.

Propriétés physiologiques. — Il résulte de la composition de l'eau de cette station que les effets physiologiques doivent porter sur plusieurs organes et appareils de l'économie. En effet, le carbonate ou plutôt le bi-carbonate de sodium, l'acide carbonique en excès et à l'état libre et le fer sont des agents médicamenteux de cette eau et par conséquent les effets physiologiques de cette eau sont redevables à eux aussi. Sans vouloir entrer dans l'exposé des détails, nous nous bornons à en donner un résumé SUCCINCT en renvoyant le lecteur à ce qui est dit des eaux du même genre dans la première partie de notre travail.

a) Prise en boisson, cette eau porte son action physiologique sur :

1º Le *tube digestif*, en causant au début une légère sensation de chaleur dans l'estomac due à l'acide carbonique libre. Bientôt survient une sorte de calme, d'anesthésie, due aussi au même agent. La muqueuse stomacale est excitée; les sécrétions sont augmentées ; l'acide chlorhydrique reparaît dans les dyspepsies par défaut du même acide, la digestion se fait mieux. — Le suc gastrique hyperacide est neutralisé par une grande quantité d'eau prise deux heures après le repas, et les malades qui en souffrent sont soulagés.

Les mouvements péristaltiques des intestins sont exagérés au début, mais peu après, il survient une parésie intestinale due à l'effet anesthésiant de l'acide carbonique en excès, d'où la constipation, qui est d'autant plus grande que cette eau (surtout la source du « Prince-Michel ») contient beaucoup de fer. Pour combattre la constipation, on a recours très souvent, à cette station, au sel de Carlsbad.

2o *Sur le sang* — elle agit par son fer et le bi-carbonate de soude. L'action reconstituante de l'un et de l'autre de ces deux agents est assez bien connue de tout le monde pour qu'il ne soit pas nécessaire de revenir sur ce que nous avons dit sur ce sujet dans la première partie de notre thèse.

3o Par son action diurétique, cette eau agit sur les urines en augmentant leur quantité et en changeant leur composition. Les reins sont par ce fait légèrement congestionnés au début.

4° Les fonctions du foie sont activées.

5° La pression sanguine est abaissée légèrement par le fait de la *diurèse*.

6° Système nerveux : c'est le cerveau, sur lequel porte principalement l'action de cette eau. On est pris d'une sorte d'ivresse accompagnée de légère céphalée au début du traitement, mais ce phénomène n'est que passager.

b) Bains, douches etc. Cette eau prise en bains, douches, etc., produit une action très visiblement tonifiante. Par sa température, elle se prête admirablement bien à ce genre de traitement. La peau étant excitée, congestionnée, influence tout l'organisme. La température exerce surtout son action sur le système nerveux périphérique, et, par celui-ci, sur tout le système nerveux qui, de son côté, agit sur les échanges nutritifs soit en les augmentant, soit en les ralentissant, suivant l'effet produit sur la peau. — Quand le corps est plongé dans le bain, la peau absorbe aussi une certaine quantité d'eau.

Effets thérapeutiques. — Il est facile de déduire des effets physiologiques l'action thérapeutique de cette eau. L'atonie des sécrétions stomacales et intestinales est combattue très efficacement par cette eau. L'appétit est augmenté. Il n'y a plus de douleur et de lourdeur au creux épigastrique. L'hyperchlorhydrie et l'hypochlorhydrie sont supprimées.

Par son action fortifiante, elle combat très efficacement tout état de débilité, si celui-ci n'est pas par trop avancé. Ainsi, dans la chlorose et l'anémie du 1er, 2e et même 3e degré, elle agit très favorablement.

Les convalescents de tout genre trouveront ici un adjuvant fort important.

L'engorgement du foie, de la rate et d'autres viscères peut être combattu aussi, d'une part par des boissons, et d'autre part par les moyens hydro-thérapeutiques.

Par les injections vaginales, douches vaginales et les bains de siège ou généraux sont très favorablement nfluencées certaines maladies des organes génitaux et des annexes chez la femme.

Par son action reconstituante, elle agit sur l'organisme tout entier en le fortifiant.

Avant de procéder à l'exposé des indications et des contre-indications, restant toujours fidèle à notre plan, nous donnerons un résumé des maladies soignées jusqu'à présent à cette station, ainsi que quelques observations relevées dans le livre où sont résumés très brièvement l'histoire de la maladie, le traitement et le résultat obtenu.

RAPPORT AU MINISTÈRE DE L'INTÉRIEUR POUR L'ANNÉE 1889. (Dr *Kotchovitch*.)

Le nombre total des malades qui est de 394 est réparti, d'après les maladies, de la façon suivante :

Nom de la maladie	chiffre	guéris	améliorés	insuccès
Catarrhe de l'estomac et du duodénum	138..	76..	39.	23
Anémie	75..	3..	61.	11
Catarrhe bronchique	42..	23..	12.	7
Rhumatisme art. et musculaire chronique	40..	8..	22.	10
Tuberculose pulmonaire	36..	—..	15.	21
Emphysème pulm	8..	—..	4.	4
Hémorrhoïdes	4..	2..	2.	—
Endométrite	9..	2..	7.	—
Laryngo-pharyngite	4..	3..	—.	—
Constipation habituelle	4..	2..	2.	—
Dilatation de l'estomac	3..	—..	2.	—
Tuméfaction de la rate	3..	—..	21.	—
Les autres différentes maladies	28..	1..	22.	5
Total	394..	120..	191.	83

Remarque. — Il faut ajouter aux 394 malades 120 autres qui sont venus à la station pour changer d'air.

RAPPORT POUR L'ANNÉE 1890. (Dr *Lazarevitch*.)

Le nombre des malades soignés est de 379.

Catarrhe de l'estomac..................	120
Tuberculose.......................	60
Chlorose, anémie et névrose...........	55
Catarrhe des voies respiratoires.......	40
Rhumatisme.......................	35
Maladies de l'utérus.................	30
Autres maladies....................	39
Total......	379

Remarque. — Nous n'avons pas trouvé le résultat du traitement. Dans ce nombre ne sont pas comptées les personnes venues pour le changement d'air.

OBSERVATIONS RELEVÉES DANS LE REGISTRE MÉDICAL DE LA STATION.

1° *Gastrite chronique.* — Mme D. P., de Belgrade, âgée de 24 ans, est arrivée à la station le 9 juin 1891. Elle a souffert de douleurs dans l'estomac depuis un an. Elle avait du pyrosis, des renvois et des nausées, une digestion laborieuse et des douleurs comme symptômes. Elle souffrait en outre de la constipation.

Traitement. — Bains à 26° C ; boire quatre verres de 200 grammes par jour (source « Prince-Miloch »).

Après quinze bains et vingt jours de traitement interne, il y a eu un succès complet.

2° *Catarrhe stomacal chronique.* — D. M., de Jabarès, âgé de 39 ans, en arrivant à la station, le 16 juin 1891, se plaignait de douleurs à l'estomac. En fait de symptômes, il avait : du pyrosis, des nausées, des renvois et de la constipation.

Les années précédentes, il est allé faire une cure à Carlsbad et à la station de Vrntzi.

Traitement. — Les bains froids ; quatre verres d'eau par jour (source du Prince-Miloch).

Après avoir pris vingt bains et suivi le traitement interne pendant trente jours, il quitta la station le 16 juillet. Succès remarquable.

3° *Anémie d'origine dyspeptique.* — Mlle M. P., de Pantchevo (Hongrie), âgée de 24 ans, souffrait depuis longtemps de l'anémie. Elle présentait comme symptômes : céphalée, vertiges, souffle anémique au cœur et aux vaisseaux du cou. Elle a été réglée irrégulièrement. Elle a eu ses règles pour la première fois à l'âge de 14 ans. Outre la pâleur des téguments et des muqueuses conjonctivale et labiale, elle n'avait pas de force et se sentait faible. Elle souffrait également d'une constipation opiniâtre. Elle arriva à la station le 5 juillet 1891.

Traitement. — Bains et quatre verres d'eau de la source du Prince-Michel par jour.

Après avoir pris vingt bains et suivi le traitement interne pendant vingt jours, elle quitta la station le 3 août. *Succès complet.*

4° *Chlorose, pertes blanches.* — Mme M. Tch., de Belgrade, âgée de 32 ans, est arrivée à la station le 6 juillet 1891,. Elle se plaint d'avoir souffert depuis plusieurs années de l'anémie. Comme symptômes, elle avait la céphalée, des vertiges, pas d'appétit, souffles anémiques et pertes blanches. Après avoir été soignée, les années précédentes à Baziache (Hongrie), sans succès, et à la station de Vrntzi (Serbie) avec un peu de succès, elle se décida à venir à cette station.

Traitement. — Bains à 27° C. ; eau de la source du Prince-Michel en boisson.

Après avoir pris vingt bains et suivi le traitement interne pendant trente jours, elle est retournée chez elle le 7 août. *Succès excellent.*

5° *Métrite interne.* — Mme D. N., de Mïonitza (Serbie), âgée de 26 ans, souffre depuis un an d'irrigularité menstruelle. Les règles venaient fréquemment et très abondamment. Elle avait des douleurs dans la région sacro-lombaire et dans le bas ventre, la céphalée, des vertiges et des palpitations de cœur, tels étaient les symptômes.

Traitement. — Bains et quatre verres d'eau de la source du Prince-Miloch.

Elle a pris seize bains et a suivi le traitement interne pendant vingt-trois jours. Elle était venue le 18 juillet 1891. Elle quitta la station le 11 août 1891. *Succès très bon.*

Si notre cadre n'était pas restreint, nous pourrions citer par centaines des observations semblables.

Remarque. — On peut se demander d'où vient que les bains ordonnés à certains malades aient une température de 25 à 30° C., puisque toutes les sources possèdent l'eau froide. Cela provient de ce que la température est élevée par des boules de fer portées au rouge dans les fourneaux construits dans ce but, à proximité des bains, ainsi que par la vapeur d'eau.

Indications. — Les maladies auxquelles convient le traitement par les sources de cette station sont les suivantes :

1° *Anémie* de toute origine, sauf quand elle est très avancée (4ᵉ degré) ;

2° Certaines affections de l'estomac ;

3° Chlorose de jeunes filles pas trop avancée :

4° Convalescence après des maladies graves où il faut surtout du fer ;

5° Affections nerveuses avec le nervosisme exagéré ;

6° Névralgies d'origine dyspeptique, anémique et en général du trouble circulatoire ;

7° *Hystérie* (bains froids, douches et air vif) ;

8° Affections chroniques de l'utérus.

On y peut soigner les autres maladies, mais très secondairement. Cette station est également indiquée à ceux qui veulent changer de climat.

Contre-indications. — Ulcère et cancer de l'estomac et du duodénum, la tuberculose, les états très affaiblis, etc.

Conclusion. — La station d'Arandjelowatz peut revendiquer pleinement et à bon droit pour elle les maladies suivantes : anémie et chlorose avec tout leur cortège, affections nerveuses exaltées, hystérie et convalescence.

Mode d'emploi de l'eau à cette station. — Toutes les sources sont employées en bains. Seules les sources du « Prince-Miloch » et du « Prince-Michel » sont employées en boisson. La source du Prince-Michel (eau forte) est indiquée dans les cas graves, tandis que la source du Prince-Miloch est employée dans les cas de faible et moyenne intensité.

Les stations analogues en France sont :

1° *Châteauneuf*
- Source grand bain chaud.
- — de Saint-Cyr.
- — de la Chapelle.

2° *Vals*
Sources d'établissement
- Source Pauline.
- — Chloé.

Sources Vivaraises
- — Vivaraise n° 1.
- — Vivaraise n° 2,

Les stations se rapprochant plus particulièrement de la station d'Arandjelowatz sont : La Malou, Pougues, Saint-Galmier, etc.

Ems (Nassau, Allemagne) se rapproche davantage de la station de Vrntzi (1).

(1) Le baron Herder fait aussi un rapprochement entre la station de Vrntzi et la source Schlossen-Brun de Carlsbad. (*Traité des eaux minérales en Serbie* par LIENDERMAIER, 1856 p. 94-95.)

VI. — **Bains de Wragna.**

Altitude, 314 ᵐ. — Température, 16 à 90° C.

On ne sait pas à quelle date remonte la découverte de cette eau minérale. C'est une des stations les plus récentes. Dans le terrain, on trouve de la menue monnaie du temps du grand Constantin, comme nous l'avons dit précédemment. Cette station a pris un développement très rapide depuis une dizaine d'années.

Cette source d'eau minérale est située sur la rive gauche du ruisseau Bagnska-reka, non loin de la ville de Wragna dans le district Pechinski (département de Wragna).

Les sources de cette station jaillissent du bas de la colline Izevno, constituée par des roches de granulites, de micaschistes et de gneiss, avec des roches éruptives de trachites.

Nombre de sources et leur désignation. — Après la station de Brestowatz, c'est la station de Bains-de-Wragna qui possède le plus de sources. Elles sont au nombre de huit, sans compter d'autres qui jaillissent par ci, par là (1), comme partout ailleurs dans toutes les stations, et cela, grâce à ce fait que les travaux de captage d'eaux ne sont pas encore exécutés. Les sources ne portent pas de noms spéciaux, sauf deux.

Ces sources peuvent être divisées, selon la température, en sources froides et en sources à température

____

(1) La plus chaude est située dans le lit du ruisseau et possède la température de 90°. Elle est inutilisée.

excessive. Il y en a une seule froide : 16°, 2 C. Toutes les autres possèdent une température très élevée.

On peut, suivant leur composition, diviser les sources en sources ferrugineuses et en sources sulfatées proprement dites.

L'abondance des sources est fort considérable. Seulement, on ne prend, à cause de la haute thermalité, qu'une partie d'eau.

Voici ces huit sources : avec leur température :

I. *Source du Général* ou S. ferrugineuse. t. 60°, 1 C.

II. *Source sulfuro-ferrugineuse* .... t. 67° C.

III. *Source du Roi-Alexandre, s. sulfureuse* t. 75°, 3 C.

IV. Source de la *Petite-Fontaine* .... t. 75°, 3 C.

V. Source de la Grande-Fontaine .... t. 87° C.

VI. La Grande-Source .... t. 88° C.

VII. Source dans le lit du ruisseau .... t. 75° C.

VIII. Source froide .... t. 16°, 2C.

Les sources nos I, II, III, IV et V sont employées pour bains (bain ferrugineux n° I ; bain sulfuro-ferrugineux n° II, et toutes les autres sont des bains sulfureux). Les sources nos I et VIII sont employées aussi en boisson.

Propriétés physiques. — 1) *Source ferrugineuse source du Général.* — L'eau de cette source est claire et limpide. Sa saveur est styptique. Elle n'a ni odeur ni couleur. A la bouche de la source, le long du trajet et dans le bain, cette eau laisse un dépôt ocreux d'un jaune-rougeâtre, dû au ferri-hydrate de fer ; T. 60°, 1 C. Poids spécifique : 1 gr. 00094. Le gaz acide carbonique s'y trouve en très petite quantité.

2° *Sources sulfatées.* — Elles sont au nombre de six dont cinq possèdent une température excessive, tandis que la sixième est froide. La température varie de 75° C. à 88° C. La densité varie aussi de 1 gr. 00094 à 1.00101. — L'eau est limpide, d'une coloration grisâtre. — Elle a l'odeur du soufre et la saveur des eaux sulfatées. L'acide carbonique s'y trouve en petite quantité.

3° *Source sulfato-ferrugineuse.* — Elle possède les propriétés physiques des deux groupes précédents considérés ensemble.

Analyse

Nous donnerons l'analyse de toutes les sources faite par les deux chimistes les plus distingués : M. Lozanitch, professeur et M. le Dr Leko, chimiste au laboratoire de l'État.

Nous donnerons d'abord l'analyse du Dr Leko.

SOURCES :	I.	II.	III.	IV.	V.	VI.	VII.	VIII.
Matériaux solides...	0.7520	1.0020	1.0720	1.0460	1.0640	1.0707	1.1760	0.9780
Oxyde de calcium...	0.0330	0.0310	0.0280	0.03 0	0.0340	0.0340	0 0300	0.0490
Oxyde de fer et d'aluminium.........	0.0070	0.0010	0.0010	0.0010	0.0050	0.0050	0.0060	0.0070
Oxyde de magnésium	0.0045	0.0050	0.0039	0.0036	0.0025	0.0040	0.0036	0.0090
Acide sulfurique.....	0.2510	0.2541	0.3104	0.2513	0.2620	0.2630	0.2768	0 2591
Chlore.............	0.0460	0.0460	0.0460	0.0460	0.0497	0.0497	0.0570	0.0497
Acide silicique......	0.0740	0.0860	0.0930	0.0930	0.1010	0.0920	0.0970	0.0680
Acide carbonique...	traces	traces	—	traces	traces	traces	traces	traces
Ammoniaque........	—	—	traces	—	—	traces	traces	—
Acide azotique.......	—	—	traces	—	—	—	—	—
Hypermanganate nécessaire pour l'oxydation des matières organiques........	2	0.0014	0.0047	0.0050	0.0053	0.0104	0.0147	0.0009

M. Lozanitch a analysé deux sources en 1878 : celles de la Granite

ANALYSE HYPOTHÉTIQUE DES COMPOSÉS FIXES

	I.	II.	III.	IV.	V.	VI.	VII.	VIII.
Sulfate de sodium...	0.5091	0.5154	0.6300	0.5098	0.5315	0.5375	0.5615	0.5254
Chlorure de sodium.	0.0700	0.0700	0.0700	0.0700	0.0820	0.0820	0.0934	0.0820
Oxyde de fer et d'aluminium..........	0.0070	0.0010	0.0010	0.0010	0.0050	0.0050	0.0060	0.0070
Carbonate de calcium	0.0591	0.0554	0.0500	0.0536	0.0607	0.0607	0.0536	0.0875
Carbonate de magnésium.............	0.0095	0.0105	0.0082	0.0075	0.0053	0.0084	0.0075	0.0190
Acide silicique......	0.0740	0.0840	0.0930	0.0930	0.1010	0.0920	0.0970	0.0680
Carbonates de sodium et de potassium...	0.2233	0.2637	0.2198	0.3000	0.2875	0.2851	0.3570	0.1891
TOTAL.......	0.9520	1.0020	1.0720	1.0460	1.0640	1.0707	1.1760	0.9780

Nous mettons aussi, sous les yeux du lecteur, l'analyse faite par M. Lozanitch, professeur à la Faculté des sciences de Belgrade. Il n'a analysé que les deux sources suivantes :

1) *Analyse des éléments.* Un litre d'eau contient :

	SOURCES I	ET V
Potassium K.	0.0215	0.0264
Sodium Na	0.3318	0.3309
Calcium Ca...............	0.0120	0.0160
Magnésium Mg...........	0.0084	0.0100
Fer Fe...................	0.0007	0.0007
Oxyde d'aluminium $Al^2 O^3$...	0.0005	0.0005
Acide silicique $Si O^3$........	0.1076	0.1135
Acide sulfurique SO^4	0.2988	0.3166
Chlore Cl.................	0.0497	0.0568
Acide carbonique CO^3......	0.3546	0.2546
Somme d'éléments...	1.0856	1.1260
Résidu calciné fourni par un litre d'eau	1.0080	1.0488

Fontaine et celle du Général. M. le Dr MARKO LEKO a analysé toutes les sources de 1889.

2º *Analyse (hypot.) des composés :*

	SOURCES I	ET V
Chlorure de sodium Na Cl...	0.0819	0.0908
Sulfate de potassium $K^2 SO^4$.	0.0480	0.0589
Sulfate de sodium $Na^2 SO^4$ ..	0.4028	0.4186
Silicate de sodium $Na^2 SIO^3$.	0.1727	0.1822
Carbonate de sodium $Na^2 CO$	0.2396	0.2155
Carbonate de calcium $CaCO^4$	0.0300	0.0400
Carbonate de magnésium $Mg.CO^3$............	0.0294	0.0350
Carbonate de fer $Fe CO^3$....	0.0014	0.0014
Oxyde d'aluminium $Al^2 O^3$...	0.0005	0.0005
Somme des composés fixes..	1.0063	1.0425
Acide carbonique libre et à l'état de bicarbonate......	0.0793	0.0831
Somme totale.........	1.0856	1.1260

En comparant ces deux analyses pour les sources correspondantes, on voit qu'il y a une légère différence qui n'est que la règle générale. Comme il ressort des analyses, les sources présentent une légère variation dans le degré de leur minéralisation, ce qui sera d'une grande utilité dans leur application thérapeutique.

Parmi les composés les plus curatifs nous citerons :

Sulfate de sodium, allant en quantité jusqu'à 0 gr. 5615 dans la source VII.

Chlorure de sodium, allant en quantité jusqu'à 0 gr. 0935 dans la source VII.

Carbonates (ensemble), allant en quantité jusqu'à 0 gr. 3570 dans la source VII.

Carbonate de fer, allant en quantité jusqu'à 0 gr. 0014 dans la source I et V.

Acide carbonique libre, en petite quantité dans toutes les sources.

Tout ceci prouve que nous avons eu grandement raison de ranger l'eau de ces sources dans la classe des eaux *bicarbonatées sulfatées*.

On pourra nous objecter que nous avons séparé des autres la source no I et lui avons donné le nom de ferrugineuse, alors qu'elle contient, d'après les deux analyses, à peu près autant de sulfates que toutes les autres et pas plus de fer que les autres. Nous répondrons à cette objection fort juste que cette source, malgré l'analyse défavorable, est réputée comme telle et possède les propriétés physiques des eaux ferrugineuses. — Nous pensons qu'une analyse attentive sur place aurait confirmé notre manière de voir. D'ailleurs, cette station ne pourra jamais prétendre sérieusement posséder des sources ferrugineuses. Elle est et reste bicarbonatée sulfatée.

Mode d'emploi des eaux. — Les eaux de la station de Wragna sont employées en *boisson*, source ferrugineuse et source sulfatée nos III et VIII ; et en bains, toutes les sources, sauf la dernière (n° VIII).

Effets physiologiques. — Nous laisserons de côté la source ferrugineuse, pour deux raisons : d'abord parce que nous avons déjà traité cette question à propos de la source ferrugineuse de Kowiliatcha et ensuite parce que l'action physiologique des eaux ferrugineuses est bien connue de tout le monde. D'ailleurs, cette source ferrugineuse n'a qu'une importance secondaire pour cette station.

Sources bicarbonatées sulfatées. — Nous choisirons comme type la source n° III, source du Roi-Alexandre, étant donné 1° que la source n° VII, la plus minéralisée, n'est pas employée, et 2° que les autres sources présentent à peu près la même composition chimique.

Source du Roi-Alexandre. — L'action physiologique de l'eau de cette source peut être rapportée aux agents suivants : température, sulfate de soude, faible quantité de fer, l'acide carbonique, etc.

1° Prise en boisson : c'est le sulfate de soude qui agit. Son action purgative est connue de tout le monde. Elle appartient aux purgatifs salins et possède leur action physiologique. Elle agit non seulement sur l'intestin en régularisant les selles, mais aussi sur l'estomac en excitant la muqueuse, en augmentant la sécrétion du suc gastrique, etc. — L'eau de cette source agit peut-être plus mécaniquement qu'autrement, sur l'appareil urinaire tout entier, en augmentant la sécrétion rénale (diurèse), en facilitant l'expulsion des graviers et d'autres sécrétions. Elle possède donc aussi l'action éliminatrice.

2° *Prise en bains :* c'est la haute thermalité qui agit principalement. On y observe :

a) Une transpiration abondante après le bain, dont les effets physiologiques sont : la congestion de la peau, l'accélération de la circulation sanguine, l'accélération d'excrétions des déchets organiques. Comme on le sait, cette action est salutaire dans certaines maladies.

b) Le réveil des processus morbides à l'état latent ou

torpide. Et en effet on y voit apparaître tous les symptômes de l'état aigu d'une maladie qui se trouvait à l'état chronique après un certain nombre de bains. Nous citerons, comme exemple, le rhumatisme articulaire et musculaire chronique, entre autres.

c) Après un certain nombre de bains, on observe dans certains cas, et suivant les sujets, des érythèmes sur la peau, quoique l'effet excitant de cette eau soit moidre que celui de Bains-de-Ribari.

Effets thérapeutiques. — L'application de cette source d'eau minérale découle de ce que nous venons de dire, d'une part sur les effets physiologiques, et de la présence du fer, et du chlorure de sodium d'autre part, quoiqu'en faible quantité.

Avant d'énumérer les indications et contre-indications, nous donnerons d'abord un résumé des maladies soignées jusqu'à présent et les observations prises à la station.

RAPPORT AU MINISTÈRE DE L'INTÉRIEUR POUR L'ANNÉE 1889. (Dr *Morawatz.*)

Rhumatisme art. et muscul. chronique	218
Rhumatisme aigu sans complication	17
Arthrites avec diverses complications	11
Scrofule	6
Chlorose	21
Anémie d'origines diverses	23
Gastrite chronique	9
Maladies diverses	11
TOTAL	316

Le résultat n'est pas signalé.

Résumé du rapport pour 1890. (Dr *Topalovitch*.)

Le nombre total des malades soignés à cette station est de 385.

Résultat du traitement.

Ont été guéris complètement...................... 104
Améliorés 44
Stationnaires.................................... 8
Aggravés........... 8
Total......... 165

Pour les autres 220 malades, le résultat est inconnu.

Rapport pour l'année 1891. (Dr *Topalovitch*.)

Nombre total 785, dont 583 malades soignés à la station. Ce nombre est réparti, suivant les maladies, de la façon suivante :

Rhumatisme art. aigu...................... 13 cas
Rhumatisme art. subaigu.................. 18
Rhumatisme art. et muscul. chronique avec
    toutes ses complications.................. 293
Arthrite déformante...................... 5
Goutte 3
Bronchite chronique...................... 10
Tuberculose pulm........................ 5
Catarrhe de l'estomac.................... 6
Sciatique................................ 6
Sciatique chronique...................... 40
Anémie d'origines diverses................ 37

Maladies de l'utérus (métrites)............ 29

Hystérie.................................. 15

Scrofule................................. 11

Maladies de la peau 9

Syphilis sous diverses formes............. 10

Diverses autres maladies................ 73

Total..... 533

Le résultat est inconnu. Le Dr Topalovitch dit, en terminant son rapport : « L'effet produit sur les malades par cette eau est excellent. »

Observations

Polymyélite (Observation personnelle).

1° W... Th., âgé de 14 ans, élève au gymnase de Belgrade, né à Saraïewo (Bosnie), est arrivé à la station de bains de Wragna le 11 juillet 1891.

Antécédents héréditaires. — Les parents sont morts sans cause connue; trois frères et une sœur se portent très bien tous. Aucune diathèse, pas de tuberculose.

Antécédents personnels. — Le malade dit avoir joui d'une santé excellente jusqu'à l'âge de 12 ans, quand il contracta, au mois de janvier 1889, la fièvre typhoïde qui dura un mois. En arrivant en Serbie au mois de mai 1890, le malade se portait bien, à ce qu'il dit. Au mois de janvier (29) 1891, il tomba de nouveau malade. Cette fois, ce qui prédominait dans son affection, c'étaient des douleurs très vives. Il ressentait, comme il le dit, comme des coups de couteau dans la poitrine. Quatre jours plus tard, les douleurs envahissaient la région sacro-lombaire et se propageaient le long des cuisses. Elles revêtaient la forme fulgurante et lancinante. Les douleurs furent telles que le malade s'alita immédiatement. Transporté à l'hôpital de Belgrade, il y fut soigné pour une polymyélite par les docteurs Gonserowski et Atanassievitch. Le malade avait également au début des attaques convulsives et une sorte de tremblement. Depuis le mois d'avril 1891, il n'avait plus d'attaques ni de douleurs. Tout ceci a été remplacé par la paraplégie et l'anesthésie complète des membres inférieurs. « On me passa, dit-il, des aiguilles à travers les chairs, je ne sentais rien du tout. » Le malade a perdu ses forces et a maigri considérablement.

État actuel. — Un peu mieux. Il est arrivé à la station dans l'état suivant : faible et amaigri, pouvant à peine faire quelques pas avec des béquilles. Il éprouvait quelques sensations lorsqu'on piquait la peau de ses membres inférieurs. Le réflexe rotulien est presque aboli.

Traitement. — 12 juillet 1891. Deux bains sulfureux par jour, à la température de 30 à 31° R. d'une durée de 25 à 30 minutes.

30 juillet. — Après avoir pris 33 bains, le malade dit avec une grande joie, qu'il va beaucoup mieux, et il se considère comme sauvé. Il n'a maintenant besoin que d'une canne pour marcher. Il se tient debout avec assez de force. L'anesthésie a disparu complètement : le reflexus rotulien est plus accusé, quoique non encore normal.

En quittant, quelque temps après, la station, nous avons prié le Dr Topalovitch de compléter notre observation. Voici ce qu'il a écrit au bas de cette observation :

« Le malade a quitté la station de Bains-de-Wragna le 14 août 1891. Il a pris 45 bains et est parti à Belgrade tout à fait guéri. Il courait les montagnes, comme s'il n'avait jamais été malade. »

Remarque. — Il faut dire aussi qu'il a également pris à l'intérieur de l'eau ferrugineuse, à cause de son mauvais état général.

2° *Suites de typhus abdominal.* Observation du Dr Tapalovitch.

M. M... J., secrétaire du ministère de l'intérieur, âgé de 33 ans, est arrivé à la station de Bains-de-Wragna le 15 juin 1890.

Au mois de mai (7) de la même année, il a été atteint du typhus abdominal. Il est resté alité pendant vingt-sept jours. Aujourd'hui il est très affaibli et très maigre. C'est à peine s'il peut marcher. Il souffre de douleurs dans tout le corps. L'appétit est nul.

Traitement. — Source ferrugineuse en boisson et en bains à 30° R. avec la boue minérale en application locale.

Après avoir pris 24 bains, il quitta la station le 30 juillet, tout à fait rétabli.

3° Monseigneur D..., de Nisch, âgé de 43 ans. Il y a vingt-cinq ans qu'il a eu la première attaque de rhumatisme art. aigu généralisé. L'année dernière, il a été atteint de nouveau du rhumatisme articulaire aigu. Aujourd'hui, les articulations des deux genoux sont gonflées, le choc rotulien est perceptible, c'est à peine s'il peut marcher. L'estomac est dans un mauvais état. L'appétit est nul ; palpitations du cœur sans lésions organiques. Après avoir parcouru plusieurs stations d'eaux minérales en Europe, n'ayant trouvé nulle part un traitement satisfaisant, il se décida à venir dans notre station, où il arriva, le 10 juillet 1890, dans l'état que nous avons décrit plus haut.

Traitement. — Source sulfatée en bains ; eau sulfatée mélangée avec du lait en boisson.

Après avoir pris 10 bains, il se sentait déjà mieux et avait un peu plus d'appétit. Après quinze jours de ce traitement, ses douleurs disparurent complètement. Il put se livrer à ses courses à travers les montagnes environnantes. L'appétit est excellent ; il a quitté la station le 30 juillet, complètement rétabli. Il a pris en tout 21 bains.

4° Mme M... P., femme du directeur des chemins de fer à Koumanowo de Salonique, âgée de 27 ans, est arrivée à la station de Wragna le 19 juin 1890. Mariée depuis 7 ans, mal réglée et ayant des pertes blanches, elle est venue ici pour chercher un remède contre sa stérilité. En outre, elle n'avait plus d'appétit. Elle était maigre et pâle, et souffrait également de palpitations du cœur sans lésions organiques.

Traitement. — Source ferrugineuse en bains.

Eau sulfureuse mélangée avec du lait, en boisson. Après avoir suivi ce traitement pendant vingt jours, elle quitta la station, le 9 juillet 1890, complètement rétablie. Onze mois plus tard, elle a eu un enfant, qui, jusqu'ici, s'est bien porté.

5° M. M... P., directeur au ministère de l'intérieur, âgé de 41 ans, a eu une sciatique aiguë l'année dernière. La douleur était tellement vive qu'il ne pouvait pas marcher. Après avoir été à Bains-de-Méhadie (Hongrie) et à Pesth, où il suivit un autre traitement, il n'allait guère mieux. Il se décida enfin à venir à la station de Wragna, où il arriva au mois d'octobre 1890. Après avoir pris 12 bains sulfureux à 30° R., il se sentait beaucoup mieux. Il souffrait moins et marchait plus librement. Il revint l'année suivante, le 6 juin 1891, encouragé par une amélioration sensible de l'année dernière. Cette fois-ci, il resta à la station pendant quarante jours et prit 35 bains à 30° R. Il quitta quelques temps après la station, très soulagé sinon guéri complètement.

6° M. D... Tch., négociant de Belgrade, âgé de 45 ans, ressentit pour la première fois, en 1878, des douleurs très violentes dans la poitrine (région précordiale), qui se répétèrent tous les jours pendant deux ou trois heures. Trois mois plus tard, il est allé à Vienne pour consulter MM. Duchenk et Nothnagel qui le dirigèrent à Karlsbad. Après la cure de Karlsbad, l'angine de poitrine persista quand même jusqu'à l'année 1890. Il se décida, cette fois-ci, pour les Bains-de-Wragna. Il a pris, l'année dernière (1890), 22 bains, et l'année suivante, il a été, du 2 au 24 juillet, soigné par les bains de 28° R. alternativement à l'eau sulfureuse et ferrugineuse. Pendant son séjour ici, il n'a eu aucun accès. Il est parti très amélioré.

Remarque. — Nous pourrions citer beaucoup plus d'observations très intéressantes, mais malheureusement, il nous est impossible de le faire à cause des limites de notre thèse.

Indications et contre-indications. — Il nous semble qu'il est facile de déduire des rapports et des observations cités plus haut des indications pour les sources sulfatées de cette station.

1° Rhumatisme art. et muscul. avec toutes ses conséquences.

2° Mieux que nulle part sont indiquées ici certaines affections du tube digestif: gastrite chronique et certaines affections de l'intestin (dysenterie chronique), etc.

3° Dans les formes de parésie et paralysie d'ordre mécanique ou rhumatismal.

4° Maladies du système nerveux qui exigent la haute thermalité. Nous avons cité plus haut l'observation d'un garçon de 14 ans, atteint de *polymiyélite* et très bien soulagé à cette station.

5° Certains empâtements de la cavité abdominale et surtout du petit bassin chez la femme, d'ordre inflammatoire : péritonite chronique, thyphlite et *périthyphlite*, pelvi-péritonite chronique, salpingite, etc.

6° *Certaines névralgies :* comme la sciatique, etc.

7° Syphilis, vaginite, métrite chronique, blennorrhagie, goutte, etc.

8° Enfin très secondairement les affections de l'appareil respiratoire, les états constitutionnels, anémie, chlorose, lymphatisme, scrofule, etc., qui trouveront leur place à la station d'Arandjelowatz et de Kowiliatchia.

Contre-indications. — Ce sont toutes celles des eaux minérales en général. Elles sont de plus contre-indiquées dans les lésions organiques du cœur et surtout chez les individus à tendances à l'apoplexie, dans les hémiplégies par l'hémorragie cérébrale, dans la tuberculose et le cancer.

Nous rapprochons de cette station les stations suivantes : Contrexéville et Vitel en France, Méhadie (source Loudwig) (Hongrie).

VII. — **Soko-Bagna.**

Altitude : 450 ᵐ. — *Température :* 47 à 48º C.

Historique. — Une des plus anciennes stations d'eaux minérales en Serbie est sans contredit la station de Soko-Bagna. Comme nous l'avons déjà dit dans la 1ʳᵉ subdivision de la seconde partie de notre travail (V. historique générale des eaux minérales en Serbie), on trouve à cette source d'eau des traces du passage des Romains. D'après Liendermaïer, les ruines et les restes de l'ancien établissement en sont la preuve. Cette station a eu une grande vogue dans le pays, il y a déjà quelque temps. Les eaux indéterminées en général ont été, dans tous les pays, très estimées autrefois.

Position géographique. — Cette station est située sur les bords de la petite rivière Moravitza, dans la ville même qui s'appelle Bagna. Elle se trouve dans le district de Timok (département de Timok).

Géologie. — La source de cette eau sort du terrain en partie crétacé, en partie néogène (v. Géologie des eaux minérales en Serbie, 1ʳᵉ subdivision). Elle est, suivant Gigmondi, d'origine volcanique.

Climat. — Grâce aux observations du Dʳ V. Gavrilovitch, nous pouvons dire quelques mots sur le climat régnant pendant la saison dans cette station.

Le climat est doux ; les intempéries sont très rares. L'état d'humidité est nul ou très peu marqué. La température moyenne de trois saisons (1889, 1890 et 1891) est de 26 à 27° C. — Le baromètre indique la pression atmosphérique entre 0,750 ᵐᵐ. et 0,780mm.

Sources. — Cette station possède une seule source d'une abondance très grande. Son débit par heure est de 25 ᵐᶜ. Non loin de cette source principale se trouve au Sud-Est une autre source qui s'appelle « Bagnitza », mais qui n'appartient pas à l'État. — La source de Bagnitza possède une température plus basse et plus applicable à l'état natif en médecine. Elle est de 26° R. La minéralisation de cette source est inconnue.

Propriétés physiques de l'eau. — L'eau de cette source est tout à fait limpide et transparente. Elle ne présente aucune odeur, mais sa saveur est celle des eaux calcaires en général. Bouillie, elle se trouble et laisse déposer des carbonates neutres. Il s'en dégage quelques gaz parmi lesquels l'analyse a constaté la présence de l'azote et de l'acide carbonique. Son poids spécifique à 20° C. est de 1.00043. Sa température s'élève un peu trop haut, pour qu'elle puisse être utilisée à l'état naturel. Elle monte à 48° C. prise au griffon même ; prise dans la piscine, elle est d'un degré plus basse qu'au griffon.

Analyse chimique (1).

Poids spécifique d'eau à 20ᶜ — 1.00043.

Résidu sec fourni par un litre d'eau — 0.2666.

Un litre contient :

Potassium K.... .... 0.00640

---

(1) L'analyse a été faite en 1874 par M. Lozanitch, professeur à la Faculté des sciences de Belgrade.

Sodium Na........................	0.00888
Calcium Ca.......................	0.07182
Magnésium Mg....................	0.00570
Fer Fe...........................	0.00121
Oxyde d'aluminium AleO³.........	0.00279
Oxyde de silicium SlO²...........	0.02244
Acide sulfurique SO⁴.............	0.01256
Chlore Cl........................	0.00570
Acide carbonique CO³............	0.28814
Somme d'éléments.....	0.42544

Composés :

Chlorure de sodium NaCl.........	0.00939
Carbonate de potassium K²CO³....	0.01132
Carbonate de sodium Na²CO³......	0.01193
Sulfate de calcium CaSO⁴..........	0.01751
Carbonate de calcium Ca CO⁵......	0.16667
Carbonate de magnésium MgCO³...	0.01995
Carbonate hydraté de fer FeCO⁵....	0.00251
Oxyde d'aluminium Al²O³..........	0.00279
Oxyde de silicium S¹O²..........	0.02244
Somme de composés fixes...	0.26454
Acide carbonique CO³ à l'état de bi-cabonates......................	0.12754
Acide carbonique CO³ libre........	0.03366
Somme totale..............	0.42344

Gaz : Azote	89,5 °/₀₀
Oxygène	2.7 °/₀₀
Bioxyde de carbone CO²..	7,8 °/₀₀

Il résulte de cette analyse chimique que cette eau est très peu minéralisée et qu'elle mérite, par conséquent, le nom d'*indéterminée* que nous lui avons donné. Cependant cette eau contient de l'azote en quantité notable, et il se peut que ce gaz pris en inhalation trouve son indication dans le traitement de certaines affections pulmonaires ou bronchiques. Elle contient de plus de l'acide carbonique en quantité minime, il est vrai, mais pourtant suffisante pour tenir le carbonate à l'état soluble et, par conséquent, il facilite la digestion de cette eau.

Effets physiologiques. — Les effets physiologiques de cette eau sont ceux de toutes les indéterminées, c'est-à-dire que prise à l'intérieur en quantité élevée, elle aide puissamment l'organisme à se débarrasser de produits inutiles ou même dangereux, par une sorte de lavage des tissus. Suivant M. Albert Robin, il y a non seulement un lavage de tissus mais encore une augmentation des oxydations dans l'organisme. En France, les albuminuriques sont envoyés à *Evian* et autres stations indéterminées, pour la même raison.

Appliquée à l'extérieur, sous forme de bains, de douches, etc., elle a des propriétés hydro-thérapeutiques ordinaires, mais par sa température elle produit un effet général débilitant sur l'organisme, par suite d'une sudation abondante. Tous les médecins de la station sont d'accord sur son action sur la peau. Par sa thermalité élevée, elle produit des effets révulsifs allant jusqu'à la rubéfaction et produit même des érythèmes. Augmentant la diaphorèse, elle accélère la circulation et abaisse la pression sanguine ; la sécrétion urinaire est diminuée proportionnellement.

Effets thérapeutiques. — Cette eau n'a aucun effet thérapeutique spécifique, lié à un des composants de sa minéralisation. Elle agit plutôt mécaniquement par la quantité prise à l'intérieur et par sa haute thermalité sur la peau. De ces deux faits découlent aussi ses indications et contre-indications. Elle agit très favorablement dans l'albuminerie, la goutte, le rhumatisme sous toutes ses formes (sauf à l'état aigu), contractures, etc.

Nous donnerons plus bas quelques observations que M. le docteur Gavrilovitch a bien voulu nous donner.

Indications et contre-indications. — Avant d'énumérer les indications et les contre-indications, fidèle à notre plan, nous exposerons la statistique des maladies soignées en 1889 et 1890 dans cette station. Ainsi, nous avons :

RAPPORT AU MINISTÈRE DE L'INTÉRIEUR POUR 1889
(Dr *N. Gavrilovitch*.)

Le *nombre* total des malades est de 414, réparti suivant les maladies de la façon suivante :

Nom de la maladie	nombre	succès	insuccès	nombre de bains
Mal de Bright	2	»	2	60
Maladies du système nerveux	62	44	18	1791
Maladies de la peau	6	3	3	140
Maladies des organes de locomotion	265	229	36	7140

Nom de la maladie	nombre	succès	insuccès	nombre de bains
Maladies constitutionnelles.	13	2	11	315
Maladies du tube digestif...	10	10	»	230
Maladies des os...........	8	1	7	160
Maladies du système lym-phatique..............	3	1	2	60
Ulcère atonique..........	1	1	»	30
Maladies de la rate.......	1	»	1	20
Maladies diverses........	14	1	13	330
Malades venus pour chan-ger de climat..........	29	29	»	»
Total..............	414	321	93	10296

2o, ANNÉE 1890

Le nombre total des malades est de 366, réparti sui-vant les maladies de la façon suivante :

Maladies des organes de locomotion..........	245
— des voies respiratoires..............	3
— du système nerveux................	36
— des os.........................	12
— des organes génito-urinaires chez les femmes......................	6
— de la peau......................	3
— constitutionnelles	9
— des voies disgestives...............	28
Malades venus pour changer de climat........	28
Total.........................	346

Le meilleur succès est obtenu dans les maladies des

organes de locomotion (y compris le rhumatisme), du système nerveux et de la peau.

5° Pour l'année 1891, le rapport du Dr Gavrilovitch est très bref. Il indique le chiffre des malades qui est de 260 et les maladies les plus nombreuses. Nous citerons entre autres : le rhumatisme articulaire et musculaire chronique et les maladies du système nerveux.

Remarque.— Ces trois rapports laissent évidemment, sur plus d'un point, à désirer, surtout pour ce qui concerne le dénombrement des maladies, signalement du succès et de l'insuccès, etc.

Dans tous les cas, il se dégage du rapport pour l'année 1889, avec beaucoup de netteté, quelques indications qui concordent d'ailleurs avec les propriétés de cette eau.

Suivant l'efficacité du traitement par cette eau, nous placerons les maladies dans l'ordre suivant :

1° Rhumatisme chronique articulaire et musculaire.

2° Suite du rhumatisme, paralysies, névralgies, contractures, etc.

3° Certaines maladies du système nerveux, mais à l'état torpide. Ataxie locomotrice, surtout au début.

4° Maladies des organes contenus dans le petit bassin chez la femme.

5° Albuminurie, urémie, calculs rénaux et vésicaux.

6° Emphysèmes pulmonaires, asthme, bronchite chronique, etc., si les gaz étaient appliqués en inhalation.

7° Gastralgie et dyspepsie d'origine nerveuse.

8° Elle est indiquée très secondairement dans les

autres maladies. Nous en donnons plus bas quelques observations prises par le Dr Gavrilovitch.

Contre-indications. — Elle est contre-indiquée 1° dans tout état congestif ou ayant la tendance à l'apoplexie cérébrale ;

2° Dans les maladies prononcées et non compensées du cœur ;

3° Chez les malades débilités ;

4° Chez les malades très irritables (nerveux avec exagération) ;

5° Tuberculose, cancer, etc.

OBSERVATIONS

I. — *Rhumatisme articulaire chronique.*

L..., Ch., négociant, a eu l'hiver dernier (1890), une attaque de rhumatisme articulaire aigu généralisé. D'après ce qu'il dit, il a présenté tous les symptômes du rhumatisme articulaire aigu.

Après trois mois de traitement rationnel, le malade n'était que soulagé. En arrivant à la station, il ne pouvait exécuter aucun mouvement avec les mains et les membres inférieurs. Il était porté sur un brancard ou autrement. Il présentait tout à fait l'aspect d'un paralytique.

Traitement. — Bains à 32° R.

Au début du traitement, il y a une aggravation apparente des symptômes ; les douleurs ont été plus vives. Déjà le quinzième jour du traitement, le malade allait beaucoup mieux. Il pouvait se tenir debout et aller jusqu'à la piscine en se servant d'une *béquille.*

Après avoir pris 40 bains en un mois de temps, il quitta la station complètement guéri.

2° C... M., négociant, d'une constitution très robuste, a eu une attaque de rhumatisme articulaire aigu au mois de mai de cette année-ci. Malgré un traitement approprié et prolongé, le rhumatisme prit la forme du rhumatisme chronique. Souffrant toujours de douleurs, il se décida à venir à la station de Soko-Bagna où il arriva au mois de juillet.

Il y a été traité pendant quarante jours par des bains à 32° R. Peu de temps après, il quitta la station en bonne santé.

Nous pouvons citer, dit le Dr Gavrilovitch, des milliers d'observations du même genre où les malades ont été guéris.

II. — *Rhumatisme musculaire chronique*

C... M., paysan, en arrivant au mois de juillet à la station de Soko-Bagna, se plaignait de douleurs très vives dans les muscles des jambes, des cuisses, des bras et de tout le corps. Il attribuait ces douleurs à un refroidissement auquel il est exposé si souvent.

Après un traitement d'une quinzaine de jours par les bains chauds, il est parti en ne ressentant plus de douleurs.

M. le Dr Gavrilovitch nous a envoyé encore quelques observations prises sur les malades soignés là-bas, mais faute de place, nous ne pouvons les transcrire toutes.

Il nous a signalé des résultats remarquables obtenus par ce traitement dans les arthrites, les entorses, les maladies nerveuses, dans le mal de Brigth, etc.

Nous pouvons rapprocher de la station de Soko-Bagna les eaux minérales suivantes :

1° En France : Evian, Néris, Plombières, Forges-les-Bains, Chaudes-Aigues, Saint-Laurent et Mont-Dore.

2° En Autriche : Gastein.

3° En Bohème : Tœplitz.

4° En Wurtemberg : Wilbad.

Cure associée

La cure associée consiste en ceci : après avoir fait
la cure dans une station d'eau minérale, on quitte celle-
ci pour aller reprendre ou mieux continuer le traitement
dans une autre station. Chacune de ces deux stations
aura à combattre successivement un élément du com-
plexus morbide. Un exemple : je suppose une anémie
consécutive à une dyspepsie. Il est évident que dans
ce cas il faut diriger le traitement d'abord contre le
mauvais état fonctionnel de l'estomac et ensuite contre
l'anémie. — Ceci veut dire qu'après la cure par les
bicarbonatées sodiques, il faut fortifier le malade par
des ferrugineuses.

Nous avons pris un exemple le plus fréquent, il est
vrai, mais on peut poser ce principe en règle générale.

Si nous en parlons, c'est grâce aux leçons professées
à l'École de Médecine, 1890, par M. Albert Robin. C'est
lui qui nous a fait comprendre toute l'importance de
cette cure.

C'est M. Albert Robin qui, le premier en France, a
préconisé la cure associée ou mixte. En Allemagne,
quoique un peu différente, cette cure est connue depuis
il y a quelques années sous le nom de « nach-cur »
(post-cure).

A l'appui de cette question nous trouvons justement
parmi les observations prises à la station d'Arandje-
lowaz une (N° 4) d'après laquelle Mme M..... Tch...., après

avoir subi l'année précédente le traitement par l'eau de Vrntzi (eau bicarbonatée sodique), a suivi en 1891, le traitement à la station d'Arandjelowatz (eau bicarbonatée ferrugineuse). Ici, elle a presque complètement guéri de sa *chlorose,* après avoir là préalablement amélioré son état gastrique.

Nous laissons le soin aux autres de développer davantage cette question si intéressante, nous ne pouvons que l'aborder.

CONCLUSIONS

De l'étude précédente sur les eaux minérales en Serbie en général et de l'étude particulière sur les stations Kowiliatcha, Bains de Ribari, Bains de Brestowatz, Bains de Wragna, station de Vrntzi, station d'Arandjelowatz et celle de Soko-Bagna, nous pouvons tirer les conclusions suivantes :

1° Les sources d'eau minérale sont nombreuses en Serbie.

2° Les sources étudiées dans notre thèse appartiennent aux classes suivantes :

a) *Classe des sulfurées sodiques :* Kowiliatcha, Bains de Ribari et Bains de Brestowatz, quoique ces deux dernières offrent quelques particularités en plus. Bains de Ribari contient de l'acide silicique et des silicates en quantité relativement notable. Bains de Brestowatz contient aussi des sulfates en quantité relativement notable par rapport à sa composition chimique.

b) *Eaux bicarbonatées sodiques.* Elles ont leurs représentants en Serbie dans 1° la station de Vrntzi (toutes les sources) et 2° la station d'Arandjelowatz (sources du Prince-Miloch et l'Ancien-Bain).

c) *Classe des bicarbonatées sulfatées.* Elle est représentée en Serbie par les Bains de Wragna.

d) *Classe des ferrugineuses :*

  1° Source du Prince-Michel (station d'Arandjelovatz) ;

  2° Source ferrugineuse (station de Kowiliatcha).

e) *Classe des Indéterminées :* Soko-Bagna.

3° *Les indications* au point de vue thérapeutique, et suivant les stations, sont les suivantes :

  a) Station de *Kowiliatcha :* scrofulose et tuberculose locale ; anémie et chlorose, plaies atoniques de tout genre sont spécialement du ressort de cette station.

  b) *Station de Vrntzi :* maladies chroniques des voies biliaires et urinaires, des voies digestives ; certaines affections chroniques des organes génitaux chez la femme ; névroses ; bronchites chroniques, hypertrophie et congestion du foie et de la rate surtout d'origine paludique ; diabète ; goutte, albuminurie sont spécialement du ressort du traitement par les sources de cette station.

  c) *Station d'Arandjelowatz :* chlorose, anémie ; convalescence, affaiblissement par excès de fatigue ; certaines affections stomacales ; hystérie, affections chroniques des organes génitaux chez la femme et leurs annexes sont du domaine de cette station.

  d) *Bains de Ribari :* rhumatisme articulaire et musculaire chronique avec toutes ses conséquences. — Paralysies d'origine rhumatismale périphérique et traumatique; demi-ankyloses, contractures, suites de fractures et de luxations; certaines maladies de la peau, syphilis, appartiennent spécialement à la médication par l'eau de cette station.

e) *Bains de Brestowatz :* rhumatisme articulaire et musculaire, les suites du rhumatisme, contusions, fractures et luxations dans leurs suites, contractures et paralysies d'ordre périphérique, rhumatismal et traumatique, tabès dorsalis au début, la chorée et les autres états névropathiques où il faut calmer l'exaltation, engorgements dans la cavité abdominale et dans le petit bassin sont soignés spécialement à cette station.

f) *Bains de Wragna :* indiqués dans les maladies suivantes : rhumatisme chronique articulaire et musculaire, la sciatique, certaines affections stomacales, contractures et paralysies, myélites au commencement, la gravelle phosphatique et le catarrhe des voies urinaires, affections chroniques des organes génitaux chez la femme ou de leurs annexes.

g) *Soko-Bagna :* trouve ses indications dans le rhumatisme chronique ou subaigu articulaire et musculaire, la convalescence après des maladies graves, albuminurie et mal de Brigth, certaines affections stomacales d'origine nerveuse, l'hystérie et les états nerveux, maladies des organes génitaux chez la femme, contractures d'origine nerveuse.

4° *Contre-indications :* peu nombreuses.

Elles sont d'ailleurs celles de toutes les eaux minérales, à savoir :

   1° Tuberculose, qui est encore le mieux soulagée à la station de Bains-de-Ribari ou Bains-de-Brestowatz ou Kowiliatcha.

   2° Cancer.

   3° Certaines maladies du cœur d'origines organiques, surtout dans les stations à haute température :

   Bains-de-Wragna, Bains-de Ribari.

   4° États apoplectiques, etc.

Sont contre-indiquées d'une façon spéciale : les stations de Vrntzi et d'Arandjelowatz dans l'ulcère rond de l'estomac, alors que la cicatrisation ne date que de peu de temps.

5° Suivant le mode de traitement qui prédomine, nous pouvons diviser les stations de la façon suivante :

Traitement interne est principal dans les stations de Vrntzi et d'Arandjelowatz, tandis que le traitement externe n'est que secondaire.

Traitement externe principal : stations de Bains-de-Ribari et de Bains-de-Brestowatz.

Traitement mixte interne et externe : Kowiliatcha, Bains-de-Wragna et Soko-Bagna.

6° Dans tous les troubles fonctionnels de l'estomac (dyspepsies) entraînant l'anémie ou en général un état de déglobulisation du sang ou d'altération de son hémoglobine (matière colorante du sang), la cure associée des eaux des stations de Vrntzi (bicarbonatée sodique) et

d'Arandjelowatz (source "Prince-Michel", source ferrugineuse) est indiquée.

7° Il est d'une nécessité absolue de procéder au captage des sources d'une façon tout à fait différente de celle
pratiquée jusqu'à présent.

Enfin 8°, quand on aura réussi à isoler toutes les sources et à empêcher l'accès de l'eau douce, il y aura lieu
alors de refaire les analyses chimiques de toutes les
sources. Les analyses doivent être faites sur place.

BIBLIOGRAPHIE

Lozanitch. — *Analyses des eaux potables de Belgrade et de Toplchider, des eaux minérales et du charbon de terre.* 1886.

Lozanitch. — Glasnik serpskog outchenog drouchetva (*Annales de la société savante serbe*), t. XLIII, XLVIII, LIV.

Lozanitch. — *Archives serbes de chirurgie et de médecine*, t. II, 1875.

Max. Durand-Fardel. — *Traité des eaux minérales de France et de l'étranger*, 1883.

Ed. Egasse et Dr Guyenot. — *Eaux minérales de France et de l'Algérie*, 1891.

Lapparent, A. — *Traité de Géologie*, 1885.

Matchaï St. — *Archives serbes de chirurgie et de médecine*, t. X, p. 6 à 54.

Ilitch Laza. — *Les Bains de Brestowatz*, 1890.

Militchevitch. — *La Principauté*, 1885 *et le Royaume de Serbie*, 1885.

Lindermaïer. — *Description des eaux minérales*, 1856.

Herder (S. H. W. freichewn). — Reise in serbien in auftrag der fürschil-serbichen Regierung, 1835 (*Voyage en Serbie à la demande du gouvernement de la Principauté*).

Jouïovitch. — *Académie royale*, IX, 1889,

Gigmondi. — *Archives serbes de chirurgie et de médecine*, Ire p., t. II, 1889.

Ami Boué. — *Esquisse géologique de la Turquie de l'Europe*, 1830.

Iowitchitch. — *Annales géologiques*, t. III, 1890.

TABLE DES MATIÈRES

LE MANS. — TYP. EDMOND MONNOYER. — JUIL. 92.

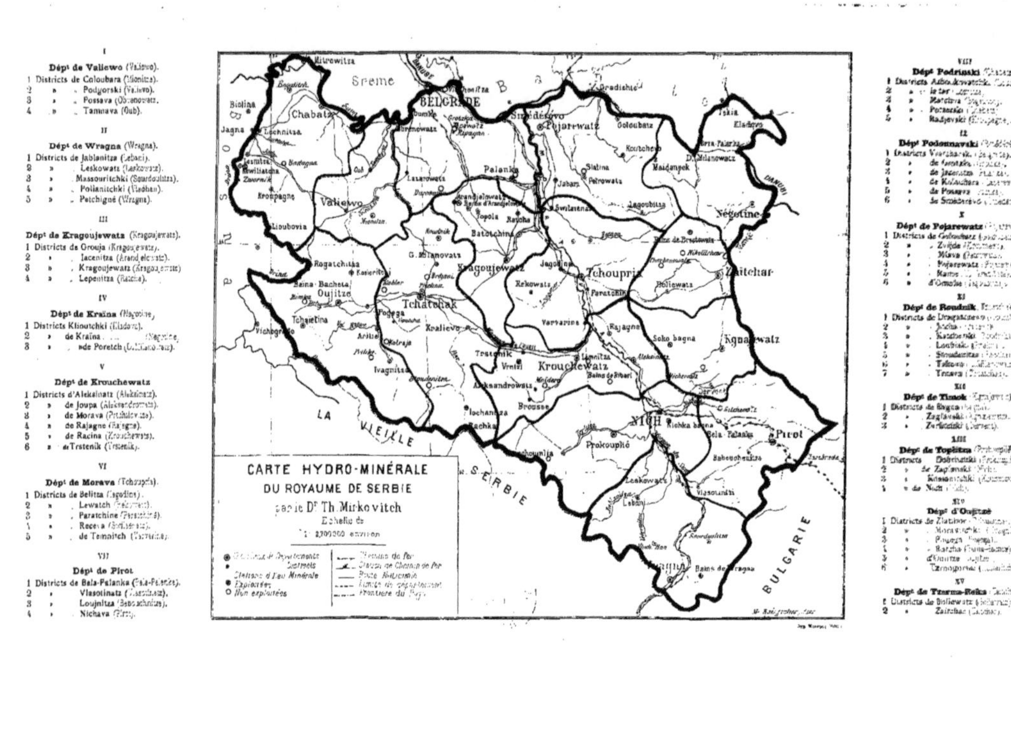

CARTE HYDRO-MINÉRALE
DU ROYAUME DE SERBIE
par le D' Th. Mirkovitch
Echelle de
1 : 2.300.000 environ
Bureaux de Départements
Districts
Stations d'Eau Minérale
Exploitées
Non exploitées
Chemins de Fer
Station de Chemin de Fer
Route Nationale
Limite de Département
Frontière du Pays
Mitrowitza
Sreme
BELGRADE
Semendéro
Pojarewatz
Goloubatz
Maidanpek
Bialina
Chabatz
Jagna
Tchachak
Palanka
Valiewo
Lioubovia
Rogatchitza
Oujitze
Kraliewo
Négotine
Kragoujewatz
Jagodina
Tchoupria
Zaïtchar
Kgnajewatz
Trstenik
Krouchewatz
Aleksandrowatz
Soko bagna
NICH
Prokouplié
Bela-Palanka
Pirot
LA VIEILLE SERBIE
BULGARIE

9 782019 297381